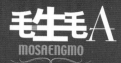

한독화장품 모생모 발모 특허물질-

과학적 효과 입증!

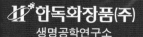

생명공학연구소

서울시 영등포구 신길동 50-2 한독타워 ● 소비자 상담실 : 02)6292-4861
www.ihandock.co.kr

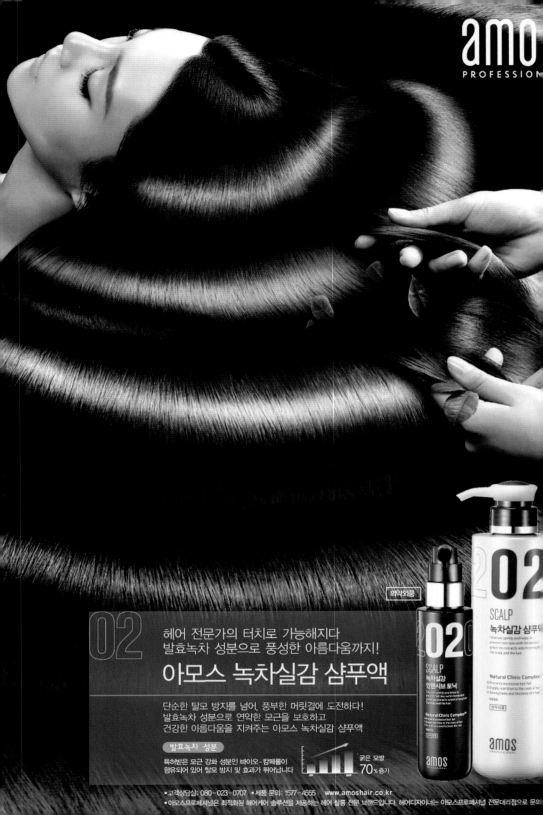

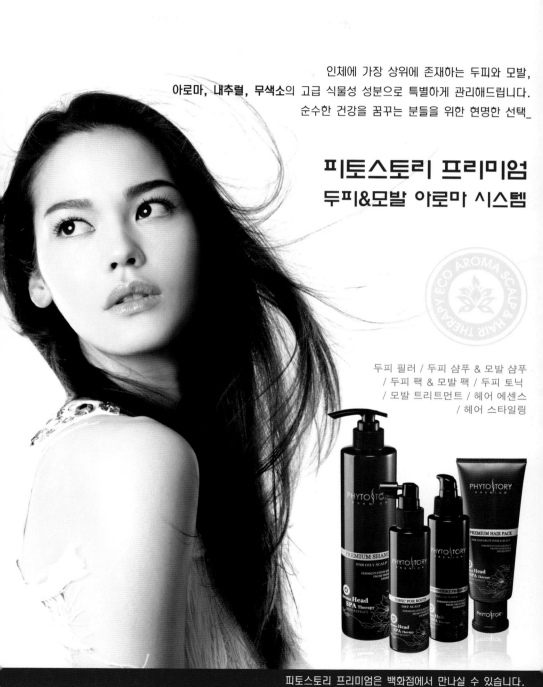

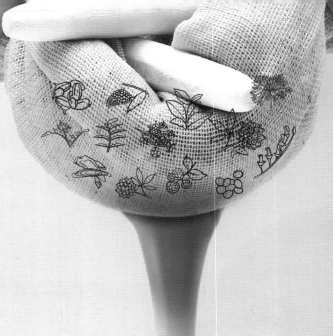

"하얀 한방샴푸"

백색의 아름다움 "하얀 탈모샴푸"
탈모고민...이젠 홈케어 프로그램으로 관리한다.

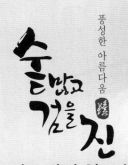

풍성한 아름다움

탈모 방지, 양모 샴푸   **숱검진샴푸액** 11가지 천연한방성분을 함유하여 가늘고 힘없는 모근을 튼튼하게 가꾸어 주며 탈모 원인의 과잉피지를 조절
가려움이 완화되어 장기간 사용 시 모근을 튼튼하고 탄력있게 가꾸어 풍성하고 청정한 모발로 관리되는 탈모관리 전용 샴푸입

WOOSINCOSMETICS   (주)우신화장품 경기도 부천시 오정구 내동 140번지   TEL : 032-675-2761   http://www.woosincos.co.kr

탈모관리 A to Z

탈모관리 A to Z

초판 1쇄 인쇄 2011년 5월 1일
초판 1쇄 발행 2011년 5월 4일

지은이/약국신문 · 장업신문 편집국
펴낸곳/도서출판 약국신문

등록번호/제318-2009-000046
주소/서울시 영등포구 당산동6가 121-99
전화/02-2636-5727 팩스/02-2634-7097

ISBN/978-89-962483-7-8
정가/ 10,000원

탈모관리 A to Z

탈모, 남의 일이 아니다

대부분의 사람들은 탈모하면 중년층의 대머리 남성을 떠올리게 된다. 그러나 요즘은 성별, 나이에 관계없이 탈모로 고생하는 사람이 늘어나고 있다. 10대 청소년들까지 탈모로 고민하고 있으며 탈모전문 병의원이나 한의원을 찾아와 상담하는 젊은 여성들의 모습도 자주 눈에 띈다. 이는 우리 모두가 탈모로부터 완전히 자유로울 수 없는 환경에 살고 있다는 뜻이다. 호르몬 불균형, 잘못된 생활습관과 식습관, 스트레스 등이 탈모의 주요 원인이다.

국내 탈모시장 규모가 2조원에 달했다는 뉴스에서 알 수 있듯이 이제 탈모는 그저 세월 탓, 남의 탓으로 돌릴 일이 아니다. 젊고 현재 머리숱이 많기 때문에 탈모와는 무관하다, 또는 집안에 탈모가 없기 때문에 나는 괜찮을 것이다라고 생각하면 큰 오산이다. 탈모환자 비율은 계속 높아지는 반면 탈모발생 연령대는 낮아지고 있다.

美에 대한 관심이 증대되고 있는 현대사회에서 탈모는 큰 스트레스 요인이 되기도 하고, 이로 인한 자신감 상실은 정상적인 사회생활을 위축시키기도 한다. 따라서 현대사회에서 탈모는 복잡해진 사회구조 속에서 하나의 질병으로 인식하는 것이 현명하다.

보통 사람들 특히 젊은이들은 다른 신체부위 보다 머리카락을 사소하게 여기는 경향이 있는데 머리카락에 이상이 생기면 이를 회복하기 위해서는 엄청난 시간과 노력이 필요하다. 탈모관리가 매우 어렵고 완벽하게 치료할 수 있는 특효약이 아직 없기 때문이다.

탈모에 관한 책은 양한방에 걸쳐 시중에 많이 나와 있지만 대부분이 탈모의 예방과 치료에 관한 상식수준의 내용들이 주류를 이루고 있는게 사실이다. 그러나 이번에 출간하는 이 책은 이미 많은 책에서 다룬 탈모에 대한 일반적인 지식은 가능한 한 요약 소개하되 치료와 관리에 대한 전문가적 식견과 양한방 및 식의약품에 이르는 종합적인 정보를 깊이 있게 다룸으로써 아직도 성공적인 치료의 길에 이르지 못한 많은 탈모인들에게 하나의 사전적 지침서로서 기능할 수 있도록 구성했다는 것이 큰 차이점이라고 할 수 있다.

특히 탈모 예방과 관리측면에서 집에서 할 수 있는 생활요법을 비롯한 식이요법 · 민간요법과 탈모전문 병의원 · 한의원 정보, 탈모치료제 현황, 탈모방지 및 두피관리센터, 탈모방지용 헤어제품에서 가발에 이르기 까지 탈모에 관련된 모든 지식과 정보를 한권의 책으로 정리한 탈모백과사전인 셈이다.

모쪼록 이 책이 탈모로 고민하는 많은 분들에게 큰 희망이 됐으면 한다.

2011년 5월
약국신문 · 장업신문 회장 **이 관 치**

차 례

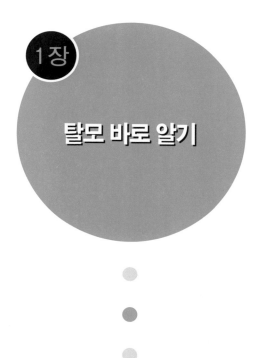

1장

탈모 바로 알기

탈모, 남의 일이 아니다 – 현대사회와 탈모
무엇이 머리카락을 빠지게 하는가? – 탈모의 메카니즘
탈모, 어떻게 대처할 것인가? – 탈모 관리와 예방

01 탈모, 남의 일이 아니다
현대사회와 탈모

최근들어 탈모 현상은 중년 남성 뿐만 아니라 20~30대와 여성에게도 많이 나타나고 있다. 대부분의 사람들은 탈모하면 중년층의 대머리 남성을 떠올리게 된다. 하지만 요즘은 성별, 나이에 관계없이 탈모로 고생하는 사람이 늘어나고 있다.

탈모는 저단백 등으로 인해 소아에게도 발생할 수 있고, 10대나 20대에게도 무리한 다이어트나 스트레스 등으로 발생할 수 있다. 특히 유전적인 요인이 덧붙여진 경우라면 장기간의 치료와 지속적인 관리가 필요하며, 30~40대에 접어 들어서 발생하는 탈모의 경우 치료시기를 놓치면 전두 탈모나 후두 탈모로 고착될 가능성도 있다.

여성들의 경우도 체내 호르몬의 변화나 갱년기 등의 이유로 탈모가 발생하기도 하는데, 그냥 방치해서 호전되는 경우는 거의 없다. 탈모가 없던 사람들이 탈모가 시작되면 적지 않은 스트레스와 함께 외부 사람들에게 자신의 탈모를 숨기려는 성향을 갖는다. 이런 문제는 여성들에게 더욱 민감하다고 하지만 탈모 고민은 남녀노소 무관하다고 볼 수 있다.

국내 탈모시장 규모가 2조원에 달했다는 뉴스로 알 수 있듯이 이제 탈모는 그저 세월 탓, 나이 탓으로 돌리며 받아들일 일이 아니다.

사전적 정의로 탈모는 정상적으로 모발이 존재해야 할 부위에 모발이 없는 상태를 의미한다. 일반적으로 두피에는 약 7만개 정도의 모발이 있는데 이러한 모발이 어떤 이유에 의해 빠지거나 그 수가 감소하는 것이 탈모이다.

몇 개의 머리카락이 빠지면 탈모로 간주할 수 있는가에 대해서는 아직 논란이 있지만 하루에 약 50~100개 정도가 빠지는 것을 감안할 때 하루 100개 이상의 머리카락이 빠지면 탈모를 의심할 수 있다.

최근 20~30대 젊은층에서 탈모로 고민하는 사람들이 굉장히 빠른 속도로 증가하고 있는데 이는 우리 모두가 탈모로부터 완전히 자유로울 수 없는 환경에 살고 있다는 뜻이다. 호르몬 불균형, 불규칙한 생활습관이나 과도하게 두피에 자극을 주는 행위, 스트레스등이 탈모 발생의 주요 요인이다.

젊기 때문에 탈모와는 무관하다, 혹은 안전한 집안 내력 덕분에 탈모로 인한 고민은 나의 것이 아니라고 생각한다면 큰 오산이다. 탈모환자 비율은 높아지는 반면 연령대는 낮아지고 있다. 20~30대의 경우에도 부분탈모 또는 적은 머리 숱으로 정신적인 고통을 호소하는 비율이 점점 높아지는 것을 볼 때, 현대사회에서 탈모는 복잡해진 사회구조 속에서 하나의 질병으로 인식하는 것이 현명하다.

미적 영역에 대한 관심이 증대되고 있는 현대사회에서 탈모는 큰 스트레스 요인이 되기도 하며 이로 인한 자신감 상실은 정상적인 사회생활을 위축시키기도 한다.

대한피부과학회가 탈모에 관해 온라인 설문조사를 실시한 결과, 탈모로 고민하고 있다고 응답한 남성의 85%가 "탈모로 인해 일상생활이 불편하거나 매우 신경이 쓰인다"고 응답했으며 82%는 "탈모로 인해 나이가 더 들어보이고 외모에 대한 자신감이 현저히 떨어진다"고 답했다. 또 "탈모 때문에 주변사람들로부터 지적을 받거나 놀림의 대상이 돼 신경 쓰인다"고 응답한 사람도 37%에 이르렀다.

초기 탈모의 경우 약물치료를 통해 탈모의 진행을 억제할 수 있다. 현재 미국 FDA에서 효과와 안전성이 입증된 탈모 제품으로는 미녹시딜과 프로페시아(피나스테리드)가 있다. 그러나 이러한 약물치료로 적절한 효과를 볼 수 없는 경우나 탈모가 상당 부분 진행된 경우에는 다른 치료 방법을 사용하게 되는데 가장 근본적인 치료방법이 '모발이식'이다. 탈모가 완전히 진행되지 않은 중기 정도의 탈모는 모발이식과 함께 약물치료를 병행하여 관리하면 보다 효과적이다.

모발이식은 통상적으로 4~5시간 정도가 소요되며 이식된 모발은 2주 후 경부터 빠졌다가 2~3개월 후부터 다시 자라기 시작한다. 머리카락이 자라는 시간을 감안할 때 수술결과는 1년 정도 후에 정확히 확인할 수 있다.

처음 모발이식이 시행됐던 시기에는 치료가 주요 목적이었지만 지금은 치료와 더불어 미용부분에도 초점이 맞춰지고 있다. 모발이식에 대해 모발이식 전문가들은 "모발이식은 여러가지 원인으로 인한 탈모치료 가운데 가장 근본적이고 효율적인 치료방법이다"고 전한다.

흔한 말로 '외모도 경쟁력의 일부'인 시대이다. 탈모로 인해 극심한 스트레스를 받고 있는 경우라면 모발이식이 또 다른 대안이 될 수 있을 것으로 보인다.

02 무엇이 머리카락을 빠지게 하는가?
탈모의 메카니즘

탈모치료를 위해서는 먼저 자신의 탈모 증상이 어느 종류에 속하는지, 그 원인이 무엇인지 파악하는 것이 중요하다. 다음과 같은 증상이 생기면 탈모증을 의심해봐야 한다.

①머리카락 10가닥을 한 번에 잡아당겼을 때 4가닥 이상 빠진다. ②가려움증과 비듬이 많아진다. ③머리카락이 갑자기 가늘어졌다. ④정수리가 훤해지고 사용하던 모자나 핀 등 헤어 제품이 헐거워졌다. ⑤평소 보다 머리카락이 빠지는 수가 부쩍 늘었다.

탈모치료 전문가들은 "육안으로 탈모가 확인되는 경우에는 탈모증상이 오래 전부터 진행돼왔다는 뜻이므로 탈모의 징후가 보이거나 전조증상이 나타나면 바로 예방·치료를 하는 것이 바람직하다"고 충고한다.

탈모는 특별한 경우를 제외하고는 대부분이 '이상탈모'를 가리키는데 인체의 비정상적인 현상 및 두피 불청결 등과 같은 외부적인 요인 등으로 인하여 모발의 성장주기가 짧아지거나, 혹은 성장주기에 변화가 생겨 하루 탈모량이 많이 늘어나거나, 모발이 가늘어지는 현상을 말한다.

이상탈모의 경우 대부분은 상당한 기간을 두고 서서히 탈락되지만 경우(질병, 원형탈모)에 따라서는 어느날 갑자기 탈모량이 늘어나는 현상을 보이기도 한다. 지금까지 밝혀진 이상탈모의 원인은 60여가지가 있으며 크게 인체의 내부적인 요인과 외부의 환경적인 요인으로 나눌 수 있다.

인체의 내부적인 요인으로는 유전적인 요인, 남성호르몬 이상, 스트레스 등과 같은 내분비적인 요인과 질병 및 건강상태적 요인으로 구분할 수 있다. 외부의 환경적인 요인으로는 두피 불청결, 환경오염 등 외부적 요인과 화학적 시술로 인한 탈모와 같은 물리적, 화학적인 요인 등으로 구분할 수 있다.

1. 내부적 요인

1) 유전적인 요인

탈모중 가장 대표적인 남성형 탈모와 밀접한 관련이 있는 유전적인 요인은 크게 선천적 요인과 후천적 요인으로 나눌 수 있다.

선천적 요인의 경우는 대머리 유전인자에 의한 것이지만 현재까지 대머리에 직접적으로 관여하는 유전자는 정확히 어떤 것인지 밝혀지지 않았으며 여러 개의 유전자가 간접적으로 대머리에 영향을 미치는 것으로 알려져 있다. 후천적 요인은 단순히 탈모에만 국한된 것이 아니고 본인의 건강상태와도 밀접한 관련이 있는 부분이다.

그러나 유전적인 소인을 가지고 있더라도 모두가 대머리가 되는 것은 아니고 남성 호르몬에 의해 크게 좌우되며 단순히 유전자의 유전으로 탈모를 유발하지는 않는다.

2) 남성호르몬의 이상

남성호르몬은 체모의 발생과 매우 깊은 관련을 가지고 있다. 특히 모발의 성장과 발육에 필요한 에너지의 생성을 남성호르몬이 방해하여 모근을 에너지 부족으로 만든다. 특별히 앞머리 부분과 머리의 중간부에 있는 머리카락의 성장을 억제한다. 사람의 피부는 남성호르몬의 대부분을 차지하는 테스토스테론 등을 디하이드로테스토스테론(DHT, dihydrotestosterone)으로 전환시킨다. 이 DHT는 테스토스테론보다 훨씬 강력한 모낭자극작용을 가지고 있어, 모근 모모세포의 단백질 합성을 억제하여 모발의 연모화 현상을 가져온다. 때문에 모발은 점차적으로 가늘어져 남성형 탈모로 이어지며 이러한 요인이 유전적인 요인이나 기타 탈모 유발원인과 함께 나타날 경우에는 탈모의 속도가 빨라지는 것이다.

3) 스트레스

스트레스 역시 모발에 영향을 미치는 것은 사실이나 단순히 스트레스 자체로 인하여 탈모현상이 나타난다고 보기는 어렵다. 남성호르몬, 유전적인 요인, 노화 등과 같은 탈모를 유발하는 다른 요인들과 중복될 경우 나타나는 것으로 탈모 진행속도를 촉진시키는 작용을 한다.

4) 영양결핍

인체가 신진대사 기능을 정상적으로 이행하기 위해서는 균형잡힌 식생활을 통한 영양분의 섭취가 필수적이다. 이는 두피의 신진대사

기능과 원활한 모발생성에 있어서도 동일한 것이다. 모발을 구성하고 있는 단백질 역시 음식물로부터 얻어지기 때문이다.

따라서 소화기 계통의 질병으로 인해 영양분의 불균형과 흡수장애, 과도한 다이어트나 인스턴트 식품의 과량 섭취 등은 탈모 및 모발의 연모 현상을 일으킬 수 있다.

5) 병리학적 요인

고열을 일으키는 감기나 장티푸스, 매독, 간염, 당뇨병, 갑상선질환 등과 같은 질병과 항암제, 피임제, 항응고제 등의 장기복용으로 인해 나타나는 탈모를 말한다. 모발이 성장기에서 퇴화기 과정을 거치지 않고 바로 휴지기로 넘어가는 경우가 많아 어느 날 갑자기 탈모가 나타난다. 또 질병과 약물에 의해 생기는 탈모는 두상의 특정부위에 탈모현상이 나타나는 것이 아니고 전체적으로 나타나는 특징이 있다.

6) 피지분비 이상

남성호르몬과 관련이 깊은 피지선은 두피 및 모발의 보호기능과 함께 인체에 없어서는 안 되는 중요한 부분이다. 과다한 피지의 분비나 혹은 원활하지 못한 피지 분비는 인체나 두피에 좋지 않은 영향을 미친다. 피지 자체만으로 볼 때 특정 탈모(지루성 탈모)에 대해서는 피지분비 이상 자체가 직접적인 원인으로 작용할 수 있으나 대부분의 경우에는 탈모와 두피의 문제점을 악화시키는 보조적인 요인으로 작용한다.

7) 혈액순환 장애

모발의 근본은 혈에서 만들어지는 것으로 원활한 혈액의 흐름은 두피나 모발의 건강을 위하여 필수적이다. 그러나 혈액순환 장애는 탈모의 원인에 보조적인 수단으로 작용하는 것이지 직접적인 탈모의 원인으로 보기는 어렵다. 즉 다른 요인으로 발생하는 탈모현상에 $+\alpha$로 작용하여 탈모현상을 촉진시키는 2차적인 보조수단으로 작용한다. 그렇지만 탈모관리에서 원활한 혈액순환은 기본이다.

8) 기타
- 노화현상
- 피부질환
- 모근의 파괴
- 모낭충

2. 외부의 환경적인 요인

1) 불결한 두피

두피조직에 남아있는 피부의 산화분비물과 이물질들은 두피조직에 염증, 가려움 등을 유발하고 세균의 서식처 역할을 하며 두피기능을 둔화시켜 두피에 문제를 일으키게 한다. 심각한 경우에는 이러한 두피 문제점(건성, 지성, 비듬성, 지루성 등)이 원인으로 작용하여 2차 탈모현상까지 나타날 수 있다.

2) 과다한 화학약품 사용

두피조직은 피지막의 작용으로 인해 약산성 상태를 띠고 있다. 두피의 약산성화는 외부 세균 및 화학약품 등에 의한 자극으로부터 모발과 피부조직을 보호하며 모발의 생리에 중요한 작용을 한다. 이러한 두피의 기능은 일정한 알칼리 농도에 대해 스스로 중화능력을 지니고 있어 원래 상태로 회복이 가능하기 때문에 화학약품에 노출되어도 쉽게 두피나 모발이 손상되지 않는다.

모발에 시술하는 샴푸, 염모제, 펌제 등 헤어제품은 대부분 모발의 견고한 단백질 결합을 변형시키기 위해 두피조직 보다 화학약품에 강한 모간부 모발에 초점이 맞춰져 약산성 성분에 비해 팽윤, 연화가 쉽게 일어나는 알칼리성 성분을 쓰고 있다. 따라서 알칼리 성분이 장기간 두피나 모발에 잔류하면 두피조직과 모근부까지 성분이 침투하여 두피 화상이나 모낭염, 손상모, 단모, 탈모 등의 문제점을 유발하게 된다.

3) 잘못된 시술

모발은 한번 손상되면 회복이 불가능할 정도이므로 사후관리가 중요하다. 화학약품에 자주 노출되거나 잘못된 시술을 할 경우, 이는 바로 모발 및 두피의 손상으로 이어진다. 특히 브러시를 이용한 과다한 두피자극이나 샴푸 세정시 세정제의 잔류, 펌제나 염모제를 이용한 잦은 시술, 드라이에 의한 모발의 건성화 등은 두피의 신진대사 기능을 저하시키고 각종 트러블을 유발할 수 있다.

4) 환경오염

모발은 체내에 쌓인 노폐물과 중금속 등을 밖으로 배출하는 기능이 있지만 현대사회에서는 모발에 축적되는 중금속, 노폐물의 양이 많아지고 오존층의 파괴로 인한 두피와 모발의 손상이 가중되어 모발 생성과정에 변화가 일어나기도 한다. 특히 대기오염 뿐 아니라 수질오염으로 인한 세정시 두피와 모발손상도 모발건강에 영향을 끼치기도 한다. 환경오염은 모발생성에 직접적으로 관여하지는 않지만 간접적으로 작용하여 탈모현상을 부추기고 있다.

5) 기타

- 음주 · 흡연
- 운동부족

03 탈모, 어떻게 대처할 것인가?
탈모 관리와 예방

탈모치료의 시작은 원인을 찾는 명확한 진단에서부터 시작된다. 이제까지 탈모는 남성탈모, 여성탈모, 원형탈모와 같이 성별이나 외적 증상으로 분류되어 왔다.

남성탈모와 여성탈모는 남성호르몬과 여성호르몬의 과분비 또는 불균형에서 원인을 찾을 수 있다. 탈모에는 성별과 유전 이외에도 선천적인 체질, 후천적인 생활환경과 습관, 먹거리에 의한 기본적인 몸 상태와 신체의 열과 열 분포, 신장과 부신 기능, 호르몬 균형 등 다양한 요소들이 직 간접적인 원인이 될 수 있으며 다양한 원인을 파악할 수 있는 진단법을 통해 치료효과를 높일 수 있다.

탈모치료는 무엇보다도 정확한 상태를 진료하고 환자에게 맞는 방법으로 치료를 시작해야 치료효과도 높이고 예방도 가능하다는 점을 명심해야 할 것이다.

연령대별 모발의 특징과 관리법을 살펴보면

① 10대 : 머리카락의 건강이 생애 최고인 시기이다. 피지선이 왕성해 머리 냄새가 나기 쉽다. 중성이나 지성 모발의 경우, 매일 샴푸하고 순한 린스로 규칙적인 컨디셔닝이 필수적이다.

② 20대 : 지나친 퍼머넌트와 염색으로 두피, 모발 건강이 악화되는 시기이다. 두피의 오염 물질을 없애기 위해 잠들기 전에 5분 브러싱을 하는 것이 좋다.

③ 30대 : 피지가 줄어들면서 본격적으로 두피가 건조해지는 시기이다. 모이스처라이징 효과가 있는 샴푸, 린스를 사용하는 것이 좋다. 잦은 브러싱은 필수이고 헤어트리트먼트 제품을 사용, 한 달에 한번 클렌징을 한다.

④ 40대 : 머리숱과 수분이 현저히 줄어드는 시기이다. 흰머리도 늘어나고 머리카락이 자라나는 속도도 떨어진다. 건조함이 느껴지는 머

리나 염색 탈색 등 화학처리를 한 모발은 꼭 컨디셔닝을 해준다.

한의학에서는 모발을 혈지여(血之餘)라 하여 혈액이 그 양분이 된다고 본다. 혈이 충분하면 머리카락에 윤기가 있고, 혈이 부족하면 윤기가 없으며, 혈이 열을 받으면 누렇게 되고, 혈이 상하면 머리카락이 희어진다고 했다.

인체 노화 또한 혈이 말라가는 과정(老因血衰)으로 보았기 때문에 노인들이 머리가 희어지고 숱이 적어지며 주름살이 생기는 것은 정상적인 것으로 볼 수 있다. 하지만 요즘은 젊은 층과 여성들에게도 탈모 증상이 많이 생긴다.

젊은 층의 탈모는 여러가지 원인으로 혈이 부족해져 생긴다. 첫째, 큰 중병을 앓고 나면 몸의 기혈이 허약해져 탈모증이 생긴다. 이 경우엔 빨리 몸을 보해야 한다. 둘째, 스트레스로 화가 성해지면 몸의 혈이 말라 탈모증이 생기게 된다. 요즘 가장 많은 유형이다. 몸이 건조해지므로 변비가 생기기 쉽고, 피부도 거칠어진다. 또 피부가 가렵거나 손발톱이 마르게 된다. 여성 탈모의 주된 원인이다. 눈이 둥글고 크거나 턱이 뾰족하고 입술이 얇으며 눈꼬리가 올라간 사람은 예민한 성격이므로 조심해야 한다. 이 경우엔 정신을 안정시키고 화로 인해 뜨는 기운을 내려줘야 한다.

셋째, 남성의 경우 몸의 정액이 부족해지면 탈모증이 생기게 된다. 정액 또한 혈의 영향을 받기 때문이다. 성생활을 많이 하거나 선천적으로 하체가 가늘고 부실한 경우 조금만 스트레스를 받아도 탈모증이 나타난다. 요통이나 무릎관절 통증을 동반하는 경우가 많다. 또한 잘 때 땀이 나는 도한증이나 낭습증을 자주 동반한다. 얼굴빛이 검고 광대뼈가 크거나 턱이 작은 사람들은 몸의 수기운이 부족해지기 쉬우므로 정액 부족으로 인한 탈모가 오기 쉽다.

넷째, 기름진 음식을 좋아하고 술을 많이 마시면 몸에 열독이 쌓여 피가 마르게 된다. 머리에 비듬이 생기고 발뒤꿈치가 갈라지면서 여드름 같은 피부병을 동반하는 경우도 있다. 요즘 청소년들이나 젊은 세대들은 인스턴트 음식을 좋아하고 아침은 거르며 야식을 먹는 경우가 많다. 이는 청소년 탈모의 원인이 된다. 또한 기름진 음식을 좋아하고 스트레스로 술을 많이 마시는 사람들도 탈모가 올 수 있다. 반드시 술과 기름진 음식을 금해야 한다.

이런 여러가지 원인들로 탈모증이 오게 되는데 평소 혈을 마르지 않게 하는 섭생을 할 필요가 있다. 노화방지에도 도움이 된다. 우선 화를 내지 말아야 한다. 화를 내거나 스트레스로 긴장하게 되면 입안이 바싹 마르는데 화는 혈을 마르게 한다. 화를 내는 것은 칠정(七情) 가운데 사람을 가장 상하게 한다. 직업상이나 환경적으로 스트레스를 받을 수밖에 없다면 자기만의 해소법을 개발해야 한다.

다음으로 수면을 충분히 취해야 한다. 낮에는 활동을 해서 양기를 기르고 밤에는 수면을 취해 음혈을 길러야 한다. 잠을 충분히 자야 혈이 보충되는 것이다. 셋째로는 음식을 싱겁게 먹어야 한다. 짠 음식은 심장과 콩팥에 부담을 주며 몸의 혈을 마르게 한다. 마지막으로 눈을 쉬게 해야 한다. 눈을 쓰는 것은 혈을 매우 마르게 하는 일이다. 운전을 하거나 컴퓨터나 책을 많이 봐야 하는 사람들은 반드시 중간에 눈을 감고 쉬어야 한다. 또한 손바닥을 열이 나게 비빈 후 눈을 14번씩 눌러 주는 것도 한 방법이 된다.

1. 생활습관 & 식이요법

올바른 생활습관과 식이요법은 탈모예방에 큰 도움이 된다.

1) 탈모를 예방하는 생활습관

① 일찍 자고 일찍 일어난다.

일찍 자고, 일찍 일어나는 생활습관은 신체 내부를 안정시키며, 면역력을 강화시켜 스트레스를 덜 받게 만든다. 늦게 자는 습관은 몸의 사이클을 파괴하여 균형을 깨뜨리고, 건강을 악화시킨다. 실제로 새벽에 늦게 자고 오후 늦게 일어나면, 머리를 감을 때 평소보다 더 많이 빠지는 것을 확인할 수 있다. 밤을 새우면 체온이 내려가게 되고, 혈액순환이 나빠져 모발의 발육도 힘들게 되기 때문이다.

② 충분한 숙면을 취하자.

머리카락은 우리 신체중 가장 재생속도가 빠른 부위중 하나이다. 이 때문에 수년간 계속 머리카락이 자랄 수 있는 것이다. 3~10년이란 수명이 다하면 새로운 머리카락이 올라오면서 기존의 머리카락을 밖으로 밀어내는데 만일 새로운 머리카락이 만들어지지 않으면 빈 모공으로 남게 되고 이런 빈 모공이 늘어날수록 점차 탈모증이 심해지는 것이다. 따라서 머리카락이 빠지더라도 새로운 머리카락이 빨리 빨리 자라날 수 있게 한다면 탈모를 막을 수 있다.

그러기 위해선 충분한 수면이 필요한 것이다. 또 충분한 수면은 몸과 마음의 스트레스를 해소시켜준다. 충분히 잠을 못 이루면 부교감신경의 기능이 저하돼 모근에 충분한 영양을 공급할 수 없으므로 계속 잠이 부족한 상태로 생활하면 머리 숱이 정상인 사람도 탈모가 생길 수 있다.

③ 제대로 잘 먹자.

수면과 더불어 음식과 식습관은 탈모와 밀접한 연관이 있다. 과거에는 탈모가 40~50대들의 전유물 처럼 생각될 정도로 20~30대에서는 흔하지 않았으나 지금은 10대 까지 탈모의 연령대가 내려가고 있는 추세이다. 물론 스트레스 등 다른 원인도 있겠지만 무엇보다도 음식의 질과 음식문화의 변화가 중요한 요인으로 작용한다.

잘못된 식습관은 다른 질병에도 영향을 주지만 탈모에 큰 영향을 미친다. 탈모와 음식 및 식습관의 관계에 대해 연구한 논문에 따르면 생선류의 섭취빈도가 1주일에 6회 이상인 경우에는 탈모, 백모, 머릿결 등의 문제점이 거의 나타나지 않은 반면 탈모로 고민하는 사람의 75.9%, 백모로 고민하는 사람의 56%, 머릿결로 고민하는 사람의 88%가 1주일에 0~2회 밖에 생선류를 섭취하지 않은 것으로 나타났다.

또 콩류의 섭취횟수가 증가할수록 탈모, 백모, 머릿결로 고민하는 사람의 수가 줄어드는 것으로 나타났다. 따라서 규칙적인 식사와 고른 영양섭취는 탈모예방에 필수적이다.

④ 규칙적인 운동을 한다.

규칙적인 운동은 두피의 열을 발산시키는 역할을 하고 혈액순환을 촉진시켜 몸을 건강하게 만든다. 또한 스트레스를 해소시키며, 감정적인 환기를 시켜 면역력을 높인다. 이는 탈모방지에 상당한 효과를 발휘한다. 땀을 흘린 후에는 적절하게 머리를 감고 두피를 닦아줘야 건강한 두피와 모발을 유지할 수 있다. 그러나 본인의 체질이나 체력을 고려하지 않은 운동의 선택과 운동량은 오히려 인체에 무리를 주어 필요악으로 작용할 수 있다

따라서 본인의 체질 및 인체 중 기능이 약화된 부위에 적합한 운동을 선택하여 단련하는 것이 효과적이며 순간적으로 과격한 운동은 근육에 무리를 줄 수 있으므로 단계별 운동을 실시하는 것이 효과적이다.

⑤ 스트레스는 무조건 줄이자.

복잡하고 다양해진 현대사회에서 스트레스를 안 받고 살 수는 없지만 만병의 근원인 스트레스를 최소화하려고 노력해야 한다. 위궤양을 비롯한 주요 성인병의 약 70%가 스트레스에서 비롯된 것이란 보고도 있다.

탈모도 분명히 스트레스에서 기인하거나 큰 영향을 받는다. 사람에게 불쾌 스트레스가 지속되거나 혹은 강하게 가해지면 자율신경계의

교감신경이 항진되면서 소화기능은 떨어지고 혈액순환이 장애를 받아 에너지 소모가 많게 된다. 또 면역계에 작용해서 면역체계를 교란시키고 기능을 약하게 해 질병에 저항하는 힘이 약해지며 몸에 화를 돋궈 머리를 뜨겁게 만든다. 최대한 마음을 여유 있게 갖고, 넓은 마음으로 세상을 대하면 자연스럽게 조금씩 머릿결에도 그 영향이 미친다. 특히 일부러라도 자꾸 웃고 미소짓다 보면 인상도 맑아지고 자신을 좋게 평가해주는 사람도 늘어날 것이며 성격도 긍정적으로 바뀌어 스트레스를 덜 받게 될 것이다.

⑥ 과도한 성행위나 자위행위는 피한다.

남성의 경우 빈번한 자위행위나 과도한 성행위는 신장의 기능에 무리를 주고, 남성호르몬을 과다분비하게 만든다. 이렇게 되면 DHT가 많아져 탈모현상을 촉진하게 된다. 물론 적정한 수준의 성생활은 권장할만 하지만, 자신의 몸 상태를 체크하면서 적절하게 조절할 필요가 있다.

⑦ 금연, 금주

지나친 음주와 흡연은 모발의 적으로 혈액순환장애 뿐 아니라 모발성장에 필요한 영양부족 현상 등을 가져온다. 적당한 음주는 혈액순환을 도와주지만 과음이나 흡연은 백해무익하다.최근의 연구보고서에 의하면 흡연은 DHT의 양을 13% 정도 높이는 것으로 나타났다. 따라서 하루라도 빨리 금연을 하는 것이 탈모를 예방하는 길이다.

⑧ 퍼머나 염색은 자주 하지 마라.

퍼머와 염색은 가장 일반적인 머리치장 방법이지만 사람에 따라서는 탈모의 결정적인 원인이 될 수 있다. 퍼머나 염색은 화학적인 성질을 이용하여 모발의 형태나 색에 변화를 주는 미용법인데 여기에 사용되는 약품은 강한 화학제기 때문에 때로는 두피에 강한 자극을 주기도 한다. 종종 퍼머나 염색이후에 탈모가 생기거나 심해지는 경우가 적지 않다. 특히 두피에 피부염이 있거나 두피자체가 민감한 사람들은 더욱 심하다. 따라서 염색은 자주 하지 말고 염색 간격을 최대한 늘리는 것이 좋다. 아울러 퍼머와 염색뿐만 아니라 두피와 모발에 자극을 주는 드라이, 헤어젤, 스프레이, 무스 등 머리치장은 최소한 줄여야 한다.

2) 식습관 개선

① 아침 식사는 필수

아침 식사는 몸을 건강하게 만드는 밑천이다. 아침 식사를 거르면 몸의 각 장부에 원활히 영양이 공급되는데 시간이 걸린다. 아침을 먹을 때와 먹지 않을 때의 몸의 건강상태를 파악해 보면 확실하게 알수 있을 것이다.

② 육식보다는 채식으로

일상생활을 하는데, 어느 정도의 육식은 필요하다. 그러나 과도한 육식은 남성호르몬을 과다 배출시켜 탈모를 유발한다. 서구적 식습관이 들어오면서, 육체적 발달과 함께 탈모인구가 늘어난 것을 따져볼 필요가 있다. 검은 깨, 검은 콩 등 우리 몸에 이로운 음식은 확실히 탈모억제에 도움이 되며, 이런 자연친화적인 식품들은 탈모치료에 필수적이다.

③ 인스턴트 식품 섭취를 자제하라.
인스턴트 식품은 몸의 균형을 깨뜨려 탈모에도 상당한 영향을 미친다. 몸에 좋지 않다는 인스턴트 식품이 워낙 많이 있기 때문에 안 먹을 수 없지만, 자제하는 노력이 필요하다.

3) 탈모에 좋은 음식
건전한 생활습관 못지 않게 먹을거리 또한 꼭 챙겨야 할 탈모 예방 수칙 가운데 하나다.

① 섬유질이 풍부한 잡곡과 녹황색 채소
녹황색 채소에는 우리 몸을 유지하는데 필요한 비타민과 미네랄이 많이 들어 있다. 녹황색 채소에 많이 들어있는 카로티노이드(caroti-noid)는 우리 몸에서 탈모나 기타 문제를 많이 일으키는 활성산소를 없애는 중요한 물질이다. 대표적인 녹황색 채소로는 우리가 식탁에서 자주 접하는 당근, 파프리카, 토마토, 배추, 상추, 시금치, 피망 등이 있다.

② 신선한 과일

무슨 음식이든지 신선한 게 제일 좋다고 할 수 있다. 과일은 종류를 가리지 않고 제철에 나는 신선한 것을 섭취하는 게 좋다.

③ 검정콩과 검은 참깨

검정콩, 검은 참깨 등 검은 색의 음식을 통한 식이요법이 발모에 효과가 있는가에 대해서는 이견이 많은 게 사실이다. 동의보감에는 검은 깨가 골수를 보하고 정(精)을 보충해 준다고 나와 있는데, 이는 검은 깨가 탈모예방과 머리를 검게 하는데 효과가 크다는 뜻으로 해석할 수 있다.

한방에서는 검은 색의 음식들이 신장에 작용한다고 보는데, 혈액의 원천이 되는 음기를 생성하고 전해질 대사를 조절하는 신장의 역할로 보아 신장이 튼튼해진다는 것은 모발과 직접적인 연관이 있다고 볼 수 있다. '황제내경'이라는 의서에는 '피모생어신(皮毛生於腎)'이라 하여 신장이 혈액을 생성시켜 모발의 영양과 원기를 만들고 생장을 촉진한다고 했다. 또한 식물성 단백질의 보고인 검정콩은 탈모를 예방하는 대체식품으로 사용될 만큼 뛰어난 효과를 지니고 있다.

④ 필수지방산이 많은 견과류와 생선

호두, 땅콩, 아몬드와 같은 견과류에는 불포화지방산과 오메가-3 지방산이 많이 함유되어 있다. 이러한 지방산들은 탈모를 방지하고 혈액을 맑게 하는 작용을 한다. 또 생선 중에서 고등어, 꽁치, 참치 등의 등 푸른 생선에도 이러한 지방산이 많이 함유돼 있다. 하지만 조금이라도 이상반응(아토피, 알레르기 등)을 보이는 음식은 섭취를 중단하는 것이 좋다.

⑤ 해조류

미역, 김, 다시마 등에는 '요오드' 성분이 많이 들어 있는데, 요오드는 갑상선 호르몬의 원료가 될 뿐 아니라 탈모의 주 원인이 되는 DHT의 합성을 억제하는 효과도 가지고 있다. 그러나 너무 많이 섭취하면 피지선을 자극하는 효과가 있어 적당하게 섭취하는 것이 좋다.

⑥ 충분한 수분 섭취

하루 1.5ℓ 이상의 수분을 섭취하는 것이 좋다. 충분한 수분은 신진대사 기능을 도와 독소를 배출하는데 도움을 준다. 그러나 청량음료나 커피 같은 형태로 수분을 섭취하는 것은 좋지 않다.

※ 탈모예방을 위해 피해야 할 음식	
• 백미, 백설탕, 밀가루, 정제소금, 조미료, 초콜릿 • 케익, 아이스크림, 인스턴트 패스트푸드, 튀김 • 술, 담배, 육류, 자극적인(너무 맵고 짜고 뜨겁고 찬) 음식 • 커피 등 카페인 음료, 탄산음료 등	

2. 탈모방지를 위한 두피관리

모발의 근본인 두피의 건강은 모발의 탄력과 윤기 등 모발생성에 상당히 영향을 미치기 때문에 매우 중요하다. 올바른 두피관리는 두피건강 뿐 아니라 모발과 더불어 신체건강 까지 효과적으로 관리해준다.

① 두피에 맞는 약산성 샴푸로 청결하게

두피에 쌓인 노폐물과 비듬, 과다지방, 박테리아 등은 탈모를 촉진하기 때문에 머리를 청결하게 하는 것이 무엇보다도 중요하다. 두피 세정은 머리의 피지와 불순물을 제거시켜 머리카락의 생장을 원활하게 도와준다. 대부분 머리를 대충 감는 경우가 많은데, 반드시 식물성 샴푸를 이용하여, 손지문 부위로 두피를 정성스럽게 맛사지하듯 세정(3~5분)하고, 물로 샴푸를 확실하게 제거해야 한다. 하루에 머리를 2번 감는 식의 지나친 세정은 오히려 탈모의 원인이 되니 이틀에 한번 정도만 감아주고, 하루 종일 쌓인 먼지를 제거하기 위해 저녁에 감아주는 것이 좋다.

② 손끝으로 머리감기

머리를 감을때 손톱을 세워 머리를 긁는 것은 두피에 손상을 줄 수 있으므로 피한다. 대신 손가락의 지문이 있는 부분으로 머리를 감아주는데, 이때 두피를 가볍게 눌러 마사지해 주면 혈액순환이 좋아져 모근을 건강하게 한다.

③ 컨디셔너는 머리카락 끝에만

샴푸는 두피에 직접 닿아야 되는 두피용이지만 컨디셔너나 헤어팩은 모발용이다. 따라서 잘 헹구어 내지 않으면 두피의 모공을 막아 각종 염증을 일으키는 원인이 될 수 있으므로, 적당량을 머리카락 끝에만 발라 완전히 헹궈낸다

④ 두피 마사지

자신의 손가락(지문 부위)으로 머리를 충분히 두들겨준다(5분 정도). 그러면 머리의 어혈이 풀리면서 혈액순환이 좋아지고, 머리가 개운해진다. 하루에 3회 이상 실시하고, 목과 어깨 마사지도 같이 하면 좋다.

⑤ 빗질은 아래에서 위로

빗질은 양 귀 옆부터 시작해 정수리를 향해 위로 올려 빗는 것이 좋다. 민감한 효소들이 몰려 있는 정수리 부분에서 시작하게 되면 탈모를 촉진할 수 있는 피지가 많이 분비될 수 있기 때문이다. 또한 두피모양의 둥근 빗을 사용하는 것이 좋다.

⑥ 드라이어, 스프레이 피하기

머리카락은 단백질로 이루어져 있으므로, 너무 뜨거운 열은 머리카락의 구조를 파괴할 수 있다. 따라서 미지근하거나 차가운 바람으로 드라이를 하는 것이 머릿결을 위해 좋은 방법이다. 드라이어를 최소

20cm 이상 거리를 두고 사용한다. 또한 여성들이 많이 쓰는 스프레이는 모발에 분사될 때 두피에 직접 닿아 화학성분이 모근으로 침투할 수 있으니 가급적 자제하는 것이 좋고, 왁스를 사용할 경우엔 두피에 닿지 않도록 발라준다.

⑦ 비타민과 칼슘 섭취 늘리기

비타민이 풍부한 야채나 미역, 다시마 등의 해조류와 칼슘이 풍부한 검은 콩, 두부, 우유, 달걀 노른자 등은 탈모방지에 좋은 음식들이다. 그러나 설탕, 염분 등 자극성 있는 음식과 기름진 음식은 내장기능에 부담을 주어 혈액순환을 악화시켜 탈모를 촉진하므로 피해야 한다.

탈모 치료제를 사용하지 않고, 위와 같은 생활 속에서의 탈모 예방 관리만으로도 충분히 탈모를 억제할 수 있고, 탈모를 치료할 수 있다. 그러나 이 생활치료의 단점은 시간이 오래 걸린다는 것이다. 탈모 진행이 5년 정도 되었다면, 다시 원상태로의 회복은 그 2배인 10년 걸린다고 보면 적당하다. 그 치료 기간을 단축시키기 위해서는 치료제를 사용해야 한다.

3. 탈모방지 & 치료의 최신 트렌드

현재로선 임상적으로 탈모방지와 양모효과가 입증된 것은 프로페시아와 미녹시딜 등 의약품 외에는 다른 것이 없다. 하지만 두피와 모낭 및 모근을 청결하게 유지하고 적절한 영양을 공급하면 분명 효과가 있다. 탈모전문 클리닉에서 실시하고 있는 탈모를 방지하고 양모를 촉진하는 최신 치료 트렌드는 다음과 같다.

① 신진대사 회복

탈모 클리닉의 초기 단계. 모공을 막고 있는 노폐물을 제거해야 하는 이유는 노폐물 때문에 피지와 땀의 배출이 원활하지 못하게 되어, 그 일부가 역류해 모근을 손상시키기 때문이다. 모발 성장을 위한 첫 번째 단계로 모공을 막고 있는 노폐물인 과산화지질을 제거하고 모낭의 신진대사를 활성화시킨다.

② 손상 받은 모낭을 건강하게

피지와 땀의 역류로 손상 받은 모낭에 영양 앰플 등을 투여해 모낭을 건강하게 한다. 팽팽했던 두피가 이완되면서 두피에 여유가 생기는 것을 확인할 수 있다.

③ 진피층과 피하지방층을 건강하게

모공을 막고 있던 노폐물을 제거해 모낭의 신진대사를 정상화시키고, 손상된 모낭을 건강하게 하는 과정을 마치면, 모낭이 살고 있는 환경인 두피의 진피층과 피하지방층을 건강하게 해야 한다. 탈모 부위는 피부층이 손상되어 있다. 이런 상황은 모낭의 퇴화와 동반되어 나타난다. 진피층과 피하지방층을 건강하게 회복시켜야 모발이 건강하게 자랄 수 있다.

④ 메조테라피

메조테라피는 두피의 혈액순환을 촉진시키고 두피의 건강과 모발 성장을 돕는 성분을 특수기구를 사용해 직접 주입하는 방법을 말한다. 혈액순환제, 인태반 추출물, 비타민 영양제 등 탈모에 효과적인 몇 가지 약물을 혼합해 사용하는 것이 일반적이다. 메조테라피만으로 양모를 기대하기는 힘들지만 먹는 약과 바르는 약을 적절히 사용하면 치료효과가 더욱 높아진다. 또한 전신에 흡수되지 않고 두피에만 적용되므로 부작용도 그만큼 적다. 반드시 전문의의 진료와 치료가 필요한 방법이다.

4. 탈모를 부르는 잘못된 습관 7가지

동물들에게는 '털갈이'라는 것이 있다. 털갈이를 하는 이유는 모든 모발이 자라고 빠지는 주기가 거의 같은 시기에 집중돼 나타나기 때문이다. 인간들도 동물들과 비슷하게 털갈이라는 것이 있는데, 그것이 바로 '가을철 탈모'다. 머리카락 빠지는 소리가 쑥쑥 들려오는 탈모를 촉진하는 나쁜 생활 습관을 바로잡아야 한다.

① 머리를 수건으로 털어서 말린다. X
젖은 머리를 말리기 위해 수건으로 심하게 털어내는 것은 그 자체만

으로도 탈모를 유발할 수 있다. 왜냐하면 젖은 머리가 마른 머리보다 더 잘 늘어나고 더 잘 끊어지기 때문이다. 머리를 말릴 때에 가장 좋은 방법은 머리를 자연 바람에 말리거나 타올로 감싼 후 가볍게 두드리는 방법이다.

② 머리가 젖은 상태에서 빗질한다. X

모발이 직모(直毛)인 사람들, 즉 퍼머를 하지 않은 생머리인 사람들은 빗질을 할 때에 반드시 모발이 마른 상태에서 하는 것이 좋다. 젖은 상태에서 빗질을 하게 되면 모발이 끊어지게 된다. 단, 퍼머를 한 사람이나 곱슬머리를 가진 사람은 어느 정도 머리에 물기가 있는 상태에서 빗질을 하는 것이 좀 더 부드럽게 할 수 있다.

③ 헤어드라이어나 고데기를 자주 사용한다. X

헤어드라이어에서 나오는 뜨거운 열은 모발 속에 함유되어 있는 수분을 끓어오르게 한다. 머리를 말리기 위해서는 자연바람으로 말리는 것이 가장 좋으며, 스타일링을 위해서 하는 수 없이 헤어드라이어를 사용할 경우에도 어느 정도 머리를 말린 후에 사용하는 것이 좋다. 그래야 머리카락이 형태를 정상적으로 유지해서 머리가 빠질 위험을 줄일 수 있다. 만약 고데기를 사용한다면 같은 부위에 1~2초 이상 두지 않는다. 어떠한 머리 스타일이든 간에 과도한 열은 모발의 손상을 가져올 수 있다.

④ 무스, 스프레이, 왁스를 사용한다. X

머리의 스타일을 정리하고 고정하기 위한 목적으로 사용되는 이런 제품들이 모발을 단단하게 만들 수는 있지만, 단단한 것이 부드러운 것보다 더 잘 부러지듯이 모발을 부러지게 만드는 역할도 한다. 이러한 제품들로 인해서 머리가 빠질 수 있기 때문에 가급적 적게 사용하고 피치 못하게 사용하는 경우에는 반드시 저녁에 머리를 감아 깨끗하게 해 주는 것이 좋다.

⑤ 브러쉬로 머리를 두드린다. X

의외로 탈모예방을 위해서 두피의 혈액공급을 위한 목적으로 머리를 두드리는 사람들이 많다. 손가락으로 지압을 하는 것은 도움이 되지만 브러쉬 심지어는 구둣솔로 두드리는 경우도 있는데, 이런 경우에는 두피에 상처를 만들게 되고 상처로 인한 염증반응이 일어나 오히려 탈모를 유발하게 된다. 뿐만 아니라 심한 상처로 인해 다시는 머리가 나지 않을 수 있으므로 더욱 더 주의해야 한다.

⑥ 조랑말 스타일의 머리를 자주 한다. X

탈모 우려가 있는 직업군으로 스튜어디스를 꼽을 수 있다. 탈모가 위험한 사람들은 스튜어디스 뿐 아니라 발레리나 등 조랑말 스타일(포니테일 헤어)의 머리 모양을 하는 경우다. 이런 경우에는 모발을 잡아당겨서 유발되는 견인성 탈모가 많이 발생하며 견인성 탈모는 치료도 잘 되지 않는다. 머리를 묶을 경우에는 느슨한 헝겊끈(일명 곱창

밴드)을 사용하는 것이 좋다. 간혹 머리를 묶을 것이 없다고 노란 고무밴드를 사용하는 경우가 있는데 이것은 절대로 피해야 한다.

⑦ 린스를 사용하지 않는다. X

샴푸가 모발을 씻어내기 위해 만들어진 제품이라면 린스는 수분을 함유하고 있는 모발을 코팅함으로써 정전기를 줄여주고, 머리카락을 빛나게 하며, 자외선을 차단해주고, 이미 손상된 모발을 보호해주는 역할을 한다. 하지만 모발 뿐 아니라 두피도 막아주므로 린스를 사용한 후에는 반드시 두피에 린스가 남아있지 않게 깨끗이 헹구어 내는 것이 중요하다.

5. 탈모에 대한 잘못된 속설

탈모인구가 늘어나면서 잘못된 탈모 관리법과 탈모에 대한 속설이 무수히 떠돌고 있다. 우리나라의 발달된 인터넷 환경도 탈모에 대한 잘못된 속설 전파에 한몫하고 있다. 이러한 속설은 오히려 잘못된 탈모관리로 이어져 탈모를 촉진시킬 수 있으며 효과의 불확실성으로 인해 마음을 상하게 하기도 한다.

① 대머리는 유전이다?

이 속설의 발단은 '대머리는 대머리 유전인자에 의한 것'이라는 말을 믿는데서 나온 것으로 어느 정도의 신빙성은 있으나 100% 정확하

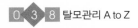

다고 할 수는 없다. 대머리가 될 수 있는 유전인자는 자식 대나 손자 대에서 나타날 수도 있고, 그렇지 않고 당대에서만 나타날 수도 있기 때문에 '부모가 대머리면 자식도 대머리'라고 단정짓기는 어렵다.

그렇지만 대머리가 유전적 요인을 전혀 받지 않지 않는다고 보기도 어렵다. 그 이유는 대머리와 직접 연관있는 인자(5 알파- 리덕타제의 활성도 및 남성호르몬에 대한 감수성 등을 결정하는 인자)가 유전되는 것과 대머리가 되기 쉬운 체질이나 성격, 라이프 스타일 등이 유전되기 때문이다.

따라서 대머리가 유전인자에 의한 것이라고 보는데는 모순이 있으나 부모대에서 대머리가 있다면 본인에게 나타날 확률이 일반인에 비해 높으므로 주의하는 것이 좋다.

② 두피를 자주 두드리면 머리가 난다?

모발의 양이 적은 사람들이 자주 하는 방법중의 하나가 쿠션 브러쉬를 이용하여 두피를 두드리는 것이다. 이는 '두피의 혈액순환이 나빠 탈모가 생긴다'고 생각하여 그렇게 하는 것이지만 경우에 따라서는 매우 위험하다.

두피를 브러쉬로 두드리면 혈액순환에는 도움이 될 수 있겠지만 피지분비를 촉진하고 두피를 예민하게 함으로써 보다 큰 문제점을 일으킬 수 있다. 피지선을 자극하여 과다분비된 피지는 모공을 통해 밖으로 배출이 어려워진다. 즉 모공주위가 과다한 피지의 흐름에 대처하지 못하고 피지가 모낭 안쪽으로 역류하여 심재성 모낭염이나 지루성 탈모의 원인이 되기도 한다. 또 역류한 피지는 자연산화로 인해 모낭충의 번식을 촉진시키고 각화 이행부에 작용하여 모낭과 모발의 결속력을 저하시키기도 한다.

　이같은 현상은 브러쉬의 끝이 예리한 경우 더욱 두드러지게 나타나며 심한 경우에는 두피염증이나 모근손상까지 가져올 수 있다. 두피가 예민해지면 세균감염이나 이물질 등의 공격에 대한 방어능력이 저하되어 비듬, 염증, 홍반 등 2차적인 문제가 나타날 수도 있다. 따라서 집에서 브러쉬를 이용하기 보다는 손 지문 부위를 이용한 두피 마사지법이 보다 효과적이다.

　③ 샴푸를 자주 하면 탈모가 촉진된다?

　모발의 양이 적고 탈모로 고민하는 사람들의 대부분은 샴푸하는데 두려움을 느끼고 그로 인해 샴푸를 2~5일에 한번(주 2회 정도)하는 것으로 나타났다. 이는 잘못된 샴푸법의 이해에서 유래된 것으로 샴푸 횟수가 적을수록 모발 두피의 이물질, 각종 산화물과 광물성 오염물 등이 쌓이게 되어 모발성장을 방해하고 두피에 염증, 비듬 등 트러블을 일으키게 된다. 심한 경우에는 탈모되는 모발의 양을 증가시키기도 한다.

　샴푸중에 탈락되는 모발은 성장기에 있는 모발이 아니라 휴지기에 속한 모발로 약한 자극에도 쉽게 탈락되는 모발이다. 즉 생명을 다한 모발이기 때문에 탈모증과는 무관하다.

　그러나 샴푸를 자주 하지 않을 경우 모발과 두피에 각종 동물성, 식물성, 광물성 이물질이 쌓이면서 두피 산소공급 저하, 모발 탄력도 저하, 두피세균 및 곰팡이균의 서식 등으로 인해 모발성장을 저해하면서 탈모를 촉진하기도 한다. 따라서 샴푸는 두피관리와 탈모관리의 기본행위이며 스타일링을 위한 초기단계라 할 수 있다.

이처럼 중요한 샴푸도 올바른 제품의 선택과 시술을 통해서만 제대로 효과를 볼 수 있다. 샴푸 후의 헹굼단계에서 남은 잔여물은 두피자극의 원인으로 작용하며 피지의 분비저해와 모발의 퇴색 등을 가져올 수 있다.

④ 머리카락이 길면 쉽게 탈모된다?

탈모는 모발의 길이와는 무관하게 빠지게 하는 탈락강도는 동일하다. 그러나 긴 모발은 관리시 손이나 브러쉬 등에 의해 빠질 확률이 짧은 머리 보다 높고 빠진 후 눈에 잘 보이기 때문에 많아 보이는 것이지 긴 모발이기 때문에 빠진다고 할 수 없다.

긴 모발의 경우 샴푸시 충분한 거품이 나지 않은 상태에서 모발사이의 마찰로 인해 모발손상과 탈모의 원인이 될 수 있기 때문에 짧은 모발에 비해 탈모 가능성이 높다. 또 샴푸 후 충분한 건조가 되지 않을 수 있으므로 그로 인해 나타나는 두피문제점의 발생과 함께 건조시 모발손상으로 인해 탈모 확률이 높다. 그러나 긴 모발도 관리만 잘 하면 이상탈모 현상은 일어나지 않는다.

⑤ 모자나 가발을 착용하면 대머리가 된다?

탈모의 원인이 정확히 밝혀지지 않은 상태에서 단지 모자나 가발을 쓴다고 해서 탈모가 된다고 얘기하기는 어렵다. 모자나 가발 자체가 두피에 문제를 야기할 수는 있지만 꼭 모자나 가발 때문에 탈모가 생긴다고 단정할 수는 없다.

그러나 가발이나 모자를 장기간 쓸 경우 두피에 산소공급이 저하되고 혈액순환 장애 등으로 인한 두피 신진대사기능의 저하, 두피 분비물(피지, 땀, 노폐물 등) 장애로 인해 비듬균을 비롯한 진균류의 서식 등으로 이어져 문제성 두피로 전환될 수 있다. 이러한 현상이 간접적으로 작용하여 탈모의 위험성이 높아지는 것이다.

즉 가발 및 모자의 장기간 착용이 탈모의 발생을 높이는 결과로 나타나는 것이지 탈모를 일으키는 직접적인 요인은 아니라는 것이다. 중요한 점은 가발, 모자의 착용 보다 착용후 두피나 모발의 관리이다.

⑥ 모발 굵기가 가는 사람은 대머리가 되기 쉽다?

일반적으로 대부분의 사람들은 탈모나 대머리가 되면 모발이 가늘어진다고 느끼기 때문에 모발이 가는 사람은 '탈모가 되기 쉽다' 또는 '탈모가 진행중이다' 고 생각하는 경우가 많다. 그러나 이런 현상은 모발의 굵기에 대한 숫자적인 개념에서 본 측면이며, 보는 관점에 따라 거짓과 진실 양면성을 갖고 있다.

탈모는 모발의 밀도가 적어진 것이라기 보다는 모발의 굵기가 가늘어지고 탄력을 잃어 머리카락이 없어 보이는 것이다. 또 성장기 기간이 짧아져 생기는 현상이므로 굵은 모발이 점차 가늘어졌다면 탈모의 진행이라고 볼 수 있다.

실제로 탈모나 대머리가 된 사람중에 모발의 수는 정상인 보다 많으면서도 모발이 가늘고 제대로 성장하지 못하여 모발이 없어 보이는 경우가 있다. 이런 면을 볼 때 탈모는 모발의 수 보다는 모발의 굵기가 크게 좌우한다고 볼 수 있다.

반면 출생시부터 가늘어져 있고 탄력이 저하된 모발을 가지고 있다면 이것은 위의 내용과 차이가 있다. 정확한 탈모의 분류는 모발의 굵기가 출생후 20대 중반 최고조에 달한 시점부터의 모발 굵기 변화를 체크하는 것이 필요하다. 다시 말해 모발의 굵기만을 놓고 탈모 진행 여부를 논하기 보다 모발 굵기의 변화도를 관찰하는 것이 정확하다.

⑦ 비듬이 많은 사람은 탈모가 된다?

건성비듬이나 지성비듬이 많을 때 대부분의 사람들은 샴푸세정에만 신경을 쓰는데 경우에 따라서는 두피의 상태를 더욱 악화시키는 요인으로 작용한다. 비듬은 또 두피건강 뿐 아니라 탈모에도 영향을 주므로 항상 주의를 기울여야 한다.

그러나 모든 비듬이 탈모에 영향을 미치는 것은 아니므로 비듬의 상태와 두피의 상태를 올바르게 판단하는 것이 효과적인 비듬관리, 탈모관리 방법이다.

일반적인 비듬은 두피 신진대사기능의 산물로 대부분은 각화주기를 마친 노화각질이 두피에 쌓여 있는 것이다. 또 모근부에 존재하며 모발을 보호하는 역할을 하는 내근모초가 탈락한 것이므로 인간이 살아가는 동안 함께 하는 물질이다. 즉 자연스런 신진대사 기능의 일종인 것이다.

문제가 되는 것은 이런 종류의 비듬이 아닌 갑자기 발생한 비듬이나 혹은 비듬균의 이상증식으로 인해 두피에 문제점을 동반하고 나타나는 비듬으로 이런 경우에는 전문가와의 상담이 필요하다.

⑧ 대머리는 남성에게만 나타난다?

대머리를 남성전유물로 생각하는 것은 남성호르몬이 모발의 성장억제에 작용하기 때문에 남성호르몬의 양이 상대적으로 많은 남성에게서 주로 나타난다고 보고 그렇게 생각할 수 있지만 실상 대머리는 남녀 누구에게나 발생할 수 있다.

이는 대머리 즉 탈모 자체가 남성호르몬에 의해서만 아니라 각종 질병, 내분비의 불균형, 식생활, 약물, 스트레스, 유전 등에 의해서 나타날 수 있고 특히 여성의 경우에는 각종 여성질환 등에 의해서도 나타날 수 있기 때문이다.

여성 탈모를 연령대별로 보면 20~30대의 경우에는 질병이나 유전, 화학약품에 의한 탈모, 산후, 스트레스 등 후천적인 부분이 많은 비중을 차지하고 있으며 폐경기 이후에는 남성호르몬의 작용이 높은 비중을 차지하고 있다. 또 여성의 경우에는 난소질환으로도 쉽게 발생할 수 있기 때문에 다른 각도에서 보면 남성에 비해 오히려 더 쉽게 나타날 수도 있다.

이러한 여성의 탈모현상은 현재로서는 완전한 치료가 불가능하지만 예방은 충분히 가능하므로 평상시의 건강과 모발 및 두피관리가 매우 중요하다.

⑨ 산후탈모는 자연스런 현상이기 때문에 관리가 필요없다?

출산후 나타나는 여성의 탈모는 인체변화 과정중 발생하는 자연현상의 한 부분으로 일시적인 현상이라고도 볼 수 있다. 그러나 경우에 따라서는 일시적인 현상으로 그치지 않고 영구적인 탈모로 변화될 수 있다. 산후탈모는 호르몬의 변화가 주 원인이다.

산후탈모는 임신과 동시에 체내에서 분비되는 황체호르몬의 증가로 인해 인체 호르몬의 균형이 깨져 나타난다. 즉 모발성장을 억제하는 역할을 하는 황체호르몬의 증가에 따라 성장기 모발이 임신기간중 일시적으로 성장이 억제된 상태에서 출산과 동시에 호르몬 수치가 정상화되면서 퇴화기 과정을 거치지 않고 일시적으로 휴지기로 접어들어 탈모가 나타나는 것이다.

이러한 산후탈모는 탈모 시작후 보통 6개월 정도 지나면 정상적인 모주기의 사이클로 돌아오게 되지만 경우에 따라 잘못된 산후조리나 스트레스 등으로 인하여 모발의 모주기가 정상화되지 않고 영구탈모가 되는 경우도 있다. 따라서 출산후 관리는 매우 중요하다고 볼 수 있다.

⑩ 원형탈모는 관리하지 않아도 회복된다?

자가면역체 이상과 스트레스가 주 원인인 원형탈모는 대부분 무심

코 방치하는 경우가 많은데 이는 영원한 탈모인이 될지도 모르는 매우 위험한 행동이다.

원형탈모증은 형태에 따라 특정부위 한 곳만 빠지는 단발형, 여러 곳이 불규칙적인 다발형, 네이프 부위에서부터 시작해서 측두부로 빠지는 사행성 원형탈모, 두상전체가 빠지는 전두 원형탈모, 신체의 털이 빠지는 악성 원형탈모 등으로 구분된다.

원형탈모는 탈모 유형에 따라 어느 정도 자연치유가 가능하지만 치유과정에서 탈모부위가 급속도로 확산되는 경우가 있기 때문에 꾸준한 관리가 필요하다. 특히 사춘기 이전에 나타나거나 측두부에 탈모가 일어나는 사행성, 전두 원형탈모의 경우에는 더욱 많은 시간과 노력이 필요하다.

〈자료:조성일 저 '두피 & 탈모관리학'〉

2장

탈모 명의, 어디에 있나?

01 탈모치료의 현황

두피관리인증병원협회에 따르면 국내의 탈모병의원과 한의원 시장은 2010년 현재 총 7천억원에 육박하고 있다고 한다. 또한 모발을 전문적으로 다루고 있는 병원도 전국적으로 100여개에 이르며 그 수는 계속 증가하고 있는 추세다.

최근 두피·탈모에 관한 치료방법과 정보를 교류하는 여러 학회들이 구성되어 활발한 학술활동을 하고 있는데 주요 관련 단체로는 탈모를 다루는 병원들의 모임인 '두피관리인증병원협회', 피부과 의사들의 모임인 '대한두피모발학회' 탈모를 다루는 한의사들의 모임인 '대한한방두피관리협회' 등이 있다.

현재 탈모치료는 대학병원 보다는 주로 병의원 및 한의원에서 특성화하여 시행하고 있으며, 주요 병의원과 한의원은 아래의 표와 같다.

	병·의원명	특 징
대학병원	강북삼성병원 피부과 http://www.kbsmc.co.kr/medi	수험생 탈모증
	건국대학교병원 성형외과 http://www.kuh.ac.kr/medical/center	스트레스성 탈모증과 원형탈모증
	경북대학교병원 피부과 http://www.knuh.kun.ac.kr/clinic	병원내 전문모발이식센터 운영
	고려대학교 안산병원 피부과 http://www.kumc.or.kr/medical	각종 피판술과 모발이식술
	서울대학교병원 피부과 http://www.snuh.org/medic	중년 탈모증
	순천향대학교 천안병원 가정의학과 http://www.schuh.ac.kr/clinic	산후 탈모증

	병 · 의원명	특 징
대학병원	연세대학교병원 피부과 http://www.iseverance.com/medic	직장인 탈모증
	을지병원 피부과 http://www.eulji.or.kr/clinic	레이저를 이용한 흉터 없는 모발이식
	이화여자대학교 목동병원 피부과 http://www.eumc.ac.kr/clinic	산후 탈모증
	인제대학교병원 가정의학과 http://www.paik.ac.kr/clinic	다이어트로 인한 탈모증 영양분석
	전북대학교병원 피부과 http://www.cuh.co.kr/clinic	외상으로 인한 대머리 모발이식
	제일병원 가정의학과 http://www.cheilmc.co.kr/clinic	여성 탈모증
	제주대학교병원 피부과 https://www.jejunuh.co.kr/medical	산후 탈모증
	중앙대학교 필동병원 피부과 http://ch.caumc.or.kr/medical	초기원형탈모증
	충남대학교병원 가정의학과 http://www.cnuh.co.kr/medical	10대 탈모증
	카톨릭대학교병원 피부과 http://www.cmcseoul.or.kr/clinic	갱년기 탈모증
	한양대학교병원 피부과? http://hmc.hanyang.ac.kr/clinic	초기 원형탈모증, 20~30대 젊은층 탈모증
의원	강서탈모병원 맑은얼굴의원 http://www.cleanface.co.kr	탈모원인검사, 두피관리, 탈모치료, 다양한 임상, 일대일처방
	강한피부과 http://www.kangskin.co.kr	두피인증병원회장이 운영하는 병원
	고운세상 피부과 http://www.beautyforever.co.kr	무모증, 남성, 여성형 탈모증 전문
	끌림365 탈모병원 http://www.n365.co.kr	두피 정밀진단으로 맞춤관리
	나비에스 강남본원 http://nabyes.co.kr	양 · 한방이 협진해 진료, 최신두피장비보유
	동안피부과의원 http://www.younghair.co.kr/	미국에서 공인받은 모발이식 전문의(ABHRS)가 치료
	리뉴미 피부과 탈모클리닉 http://www.rnmehair.com	레이저와 두피관리를 통해 비절개 수술로 치료
	리즈피부과 http://www.lizmedi.co.kr/	비절개 모발이식 전문
	마이디피부과 http://www.mydskin.co.kr	탈모주사와 두피집중관리를 병행해서 치료
	맑은얼굴의원 http://www.cleanface.co.kr	일대일 영양처방을 통한 맞춤형 탈모관리시스템

	병·의원명	특징
의원	메가그라프트 http://www.megagraft.com	흉터 없는 고밀도 모발이식, M자 이마, 헤어라인교정 전문병원
	미소드림의원 http://www.good-doctors.co.kr	스트레스성 탈모전문 치료
	미소드림의원 http://misotalmo.drline.net	발모주사, PRP 탈모치료, 모근활성 및 혈류개선치료, 줄기세포치료, 두피레이져로 진료
	베스트피부과 http://www.best-skin.co.kr	두피스케일링, 모자이크레이저등으로 탈모 맞춤 프로그램
	성남 청탈모클리닉 http://www.mobal75.com	탈모 전문의 3인의 진료로 체계적인 두피관리
	소중한나피부비만클리닉 http://www.valuable-me.com	남성탈모 전문으로 태반주사와 두피마사지를 병행해서 치료
	아임자인피부과 http://www.iamskinclinic.com	갱년기, 산후탈모, 여성탈모전문, 정확한 분석 맞춤치료.
	연세엘래수클리닉 http://www.gnellechou.co.kr	모자이크 HP 헤어테라피 전문
	예미원피부과 http://www.yemiwon.co.kr	직장인을 위한 탈모 전문병원
	행복한 피부과 http://www.happyskin.co.kr	탈모원인 정밀분석에 따른 두피 전문 의료진의 맞춤치료
한의원	3S 명의재한의원 http://www.mj75.com	한의사 집안으로 6대에 걸친 한방 전통 비법 보유
	경희봄한의원 http://www.bom-clinic.com	연인원 49,000건 치료경험의 탈모병원
	경희필한의원 http://www.khfeel.co.kr	탈모치료 20년 경력의 한의학 박사가 진료
	김재섭 한의원 http://www.talmoabc.co.kr/	산후, 수험생 탈모 전문
	모락한의원 http://www.morakmorak.com	영국TTS1급을 취득한 두피모발전문한의사가 진료
	모생한의원 http://www.mossaeng.com/	직접개발한 모생환과 약침으로 부작용없는 탈모 치료
	모스킨 탈모전문 한의원 http://www.moskin.net	한의학치료와 과학적 검사를 병행해 체질별 두피프로 그램을 시행. 직장인 야간진료 가능
	미아체한의원 http://www.MIACHE.com	맛사지와 찜질팩을 통한 두피 한방치료전문
	수원 더웰한의원 http://www.thewelloriental.co.kr	한방발모연구회장이 운영하는 병원
	이문원 한의원 http://www.monegi.co.kr/	국제한의학 연구소 이문원 소장이 직접 개발한 헤어샴푸와 린스 처방
	이은미여성한의원 http://www.doctorlady.com/	한약과 한방약침 병행치료

병·의원명	특 징
한의원	존스킨한의원 http://www.zonskin.com	저 자극 자연주의 한방 근본치료
	좋은인상한의원 http://www.moyj.com	모발을 나게 하는 생모환개발 관상과 맥진으로 진단 치료
	피레토한의원 http://www.pyreto.com	질환을 분석하고 원인을 찾는 진료로 20년간 탈모치료 를 한 대표원장이 진료
	한방의과학화 향기나무네트워크 http://www.hyangkinamu.com	탈탈모침, 두피세포재생 레이저침, 모근강화, 모발성장 촉진 프로그램과 직접 개발한 생모환 처방
모발이식센터	강남 타워탈모클리닉 http://www.hairtower.co.kr	유형별 탈모검사 및 진단, 맞춤 탈모 치료
	리딤숲 http://www.ReDeeM-SooP.com	직접 개발한 두피관리를 위한 탈모방지샴푸 판매
	맨앤네이처 모발이식전문병원 http://www.mannnature.com	오토다이렉트 식모술, 모낭단위 이식술, 헤어라인 교정전문병원
	모션모발이식센터 http://www.motionclinic.co.kr	높은 생착율과 자연스러운 모발이식 결과
	미라클 모발이식센터 http://www.talmostop.net	대한모발이식학회 대표원장이 진료
	성남 청모발클리닉 http://www.mobal75.com	미국 탈모전문의를 취득한 3인 진료
	소중한나탈모클리닉 http://www.valuable-me.com	미국 모발이식 의사회 이사가 진료
	웰킨 두피탈모센터 http://www.wellkin.co.kr	전국 29개점으로 발모가 안 되면 환불해주는 책임관리
	탈모닥터네트워크 http://www.talmodoctor.net	전국 10개 지점운영
	트리코스 스칼프 http://www.trscalp.com	국제학술논문 50편을 발표한 연구를 토대로 세포환경 과 생활습관을 토대로 체계적인 탈모관리
	포헤어모발이식센터 http://www.forhair.co.kr/	자연스러운 CIT 모낭채취 이식법
	홍성철모발이식센터 http://hairgraft.co.kr	17년 모발이식 노하우, 미세현미경, 손실 없는 높은 생착률로 자연스런 촘촘한 이식.
	황성주털털모발이식센터 http://www.hairhair.co.kr	미국모발이식전문의를 취득하고 2005국제모발이식 학회 의사상을 수상한 대표원장이 진료

⑫ 탈모치료 – 병의원

    탈모의 치료는 스트레스 조절, 충분한 휴식 및 영양섭취와 같은 생활습관교정에서부터 전문적인 약물치료와 심할 경우 모발이식술로 크게 나누어진다.

    현재 대부분의 탈모치료기관에서 널리 사용되는 노우드–해밀턴의 분류법을 참고하여 탈모 단계별 맞춤 치료법을 자세히 살펴보도록 하자.

    탈모는 총 7단계로 구분될 수 있다. 5단계가 넘어가게 되면 사실상 대머리에 해당된다. 하지만 1~4단계에 해당되는 탈모라면 스트레스나 공해 등 외부 자극 요인, 유전에 의해 서서히 진행되는 단계이기 때문에 본인의 관리여부에 따라서 호전성의 여부가 달려있다.

1단계 : 아주 미약하게 탈모가 진행된 시기
2단계 : 조금 탈모가 진행된 시기
3단계 : 탈모의 진행이 눈에 보이는 시기
4단계 : 탈모된 부분이 눈에 띌 정도로 발전한 시기
5단계 : 탈모된 부분이 커지기 시작한 시기
6단계 : 탈모로 모발의 대부분을 잃은 시기
7단계 : 거의 모든 모발이 탈모된 시기

◇ 탈모 단계 그림

1. 탈모치료의 7단계(노우드-해밀턴 분류)

1) 탈모 진행 1~2단계 - 생활습관 교정

이 시기는 머리를 감거나 자고 일어났을 때 세면대나 베개에 머리카락이 한 움큼 빠져있을 때이다. 겉으로는 머리숱의 차이가 별로 나지 않으나 평소보다 현저히 머리카락이 빠져 심리적인 고민을 겪을 때이다.

이 시기에는 무엇보다 스트레스로부터 멀리하는 생활습관을 가지고 긍정적인 마음자세를 갖는 것이 좋다. 또한 과일과 야채를 많이 섭취하여 비타민과 섬유질을 공급하고 단백질이 들어 있는 콩, 두부와 같은 식물성 음식을 섭취하는 것이 좋다.

하루 7시간 이상 충분한 수면을 취하며 두피상태를 청결하게 유지하는 것이 도움이 되고 한 달에 한 두번 정도 정기적으로 피부과 등을 방문하여 1시간 정도 두피 스케일링을 받는 것도 효과적이다.

2) 탈모 진행 3~4단계 - 약물치료

이미 머리숱이 어느 정도 빠져 예전의 모습이나 증명사진 등을 통해 비교해 보면 머리숱이 현저히 줄어 있음을 느끼는 시기이다. 부분적으로 머릿속이 들여다보이며 탈모에 대한 스트레스와 고민으로 자신감이 줄어들어 대인관계나 우울증을 유발하기도 한다.

남성형 탈모일 경우가 가장 많으며 대부분의 탈모환자가 이에 속한다. 직접적인 약물요법이 필요하며 철저한 모발 및 두피 관리가 필요한 시기이다. 특히 정기적으로 증명사진 등을 찍어두어 자신의 모발 관리 상태를 체크해 보도록 한다.

치료 및 예방법으로는 남성형 탈모에 영향을 주는 안드로겐 호르몬을 억제해 주는 '프로페시아'를 꾸준히 복용하거나, 두피혈류를 개선시켜주는 바르는 탈모치료제인 미녹시딜 등을 사용할 수 있으며 프로페시아의 경우 전문의약품이기 때문에 사전에 전문의와 충분한 상담을 받아 처방받도록 한다.

그 외 머리에 맞는 주사, 자기장치료 등이 있다. 이러한 치료법들로 치료할 경우, 진행 중인 탈모를 멈추게 해 주며, 나아가서는 발모효과까지 기대해 볼 수 있다.

이와 더불어 두피에 직접 영양을 공급해 주는 '탈모메조테라피'도 좋은 치료법이다. 탈모메조테라피는 필요한 약물(혈관확장제, 태반제제, 말초순환장애 개선제, 비타민 활성제제)을 혼합해 특수 주사기를 통해 주입하는 것으로 국소적인 미세순환계를 개선하고 모근에 충분한 영양분을 공급해줌으로써 모낭의 노화를 늦추는 원리이다. 시술시 통증이 거의 없고 처음에는 1주 간격으로 5회 정도 시술하고 그 다음에는 보름 간격으로 3회, 한달 간격으로 2회 시술한 후 이후 2개월에 한번 정도 시술 받으면 최대의 효과를 얻을 수 있다. 탈모 부위에 직접 주입하게 되므로 효과가 크다는 장점이 있고, 특히 여성 휴지기성 탈모, 출산 후 탈모에 효과적이며 4회 이상 시술시 90% 이상의 효과가 있다.

3) 탈모 5~7단계 - 모발이식술

탈모가 상당히 진행되어 대머리이거나 대머리가 되어가고 있는 상태이다. 주로 30~40대 남성들에게 많이 발생한다. 사회적으로 대인 관계가 왕성한 시기이기 때문에 머리 때문에 자칫 소심해지거나 우울증에 시달리기 쉽다. 이 단계는 이미 상당부분 윗부분 머리가 없어진 상태이기 때문에 모발이식술이 필요하다.

이 방법은 자신의 머리털을 옮겨 심는 방식으로 1년 정도가 지나면 자연스러운 헤어스타일을 연출할 수 있어 각광받는 시술이다. 유전적으로 잘 빠지지 않는 뒷머리를 앞이마 쪽으로 옮겨 심는 원리이다. 자신의 머리를 이식하기 때문에 부작용이 없고 심은 머리는 다시 빠지지 않고 자라며 생착률이 95%가 넘는다.

2. 효과적인 탈모치료 모발이식

1) 모발이식시 고려사항

유전적인 탈모인 남성형 탈모증은 대부분 진행성이기 때문에 현재의 상태만을 고려하여 수술해서는 안 되고 앞으로 진행할 부분을 미리 고려하여 수술하는 것이 가장 중요하다. 또한 탈모예방을 위한 약물치료나 관리 역시 중요하다고 할 수 있다.

모발이식 수술시 고려해야 할 사항으로는 첫째, 환자의 연령이다. 둘째, 앞으로 탈모가 진행될 수여부와 이식할 수 있는 공여부의 면적 비율을 고려해야 한다. 셋째, 환자의 기대치와 목표를 고려해야 하고 넷째, 환자의 정신적인 건강상태를 고려해야 한다. 다섯째, 환자 개인이 지닌 모발의 특성을 파악하고 마지막 여섯째, 수술할 수 있는 의사와 수술 보조자의 역량을 고려해야 한다.

그 외에도 탈모 진행의 가족력이나 두피의 탄력 정도, 측두부 모발의 유지 정도 등도 고려해야 한다. 그리고 환자의 두상과 얼굴 형태가 각기 다르기 때문에 모발을 채취할 때나 이식할 때 개인 특성에 맞는 디자인을 하는 것이 중요하다. 앞으로 환자가 하고 싶어 하는 헤어스타일 역시 고려해야할 사항이다.

모발의 특성 역시 고려해야 할 사항 중 하나로 환자의 모발이 곱슬인지 직모인지, 이식할 모발의 굵기에 따라서 이식할 위치를 조금씩 조정해야 한다.

탈모가 진행되고 있는 기존 모발의 방향 역시 고려해야 할 사항으로는 가능하면 기존 모발의 모근 손상 없이 이식하기 위하여 그 모발의 결대로 이식하고 필요에 따라 적절한 변형이 필요하다.

모발이식 수술은 당일 수술로 끝나기 때문에 수술 당일에 적절한 시술이 이루어지는 것이 가장 중요하고 차후 관리는 탈모의 진행을 억제하고 수술 후에 생길 수 있는 부작용을 미연에 방지하는데 중점을 두는 것이 좋다.

탈모는 실제 생명이나 건강에 지장이 없지만 탈모로 인한 스트레스와 고통은 상상 이상이다. 실제로 탈모로 피부과에 내원하는 대부분의 사람들이 20~30대 젊은 연령대이며 특히 젊은 환자들은 탈모로 인한 고통이 가장 크므로 탈모치료가 무엇보다도 절실하다고 할 수 있다.

하지만 많은 젊은 남성들이 단순히 스트레스만 해소된다면 탈모가 사라지고 다시 숱이 많아질거라는 생각으로 모발클리닉이나 피부과 방문을 꺼리는 경향이 있다. 이는 모발이식이나 모발클리닉 과정에서 발생되는 부작용에 대한 두려움이 있기 때문이다.

이런 환자들은 모발이식과 약물치료를 비롯해 바르는 발모제, 모낭 재생관리, 자가모발이식술 등 환자 개개인에 맞는 맞춤형 진료가 가능한 곳에서 치료를 받아야 한다.

2) 모발이식병원 선택법

① 전문병원인가?

탈모와 모발이식을 전문으로만 진료하는 병의원을 선택하는 것이 좋다. 요즘은 많은 성형외과, 피부과 등에서 모발이식을 진료과목으로 넣은 경우가 많은데 탈모 및 모발이식만을 전문으로 치료하는 병의원을 선택하는 것이 좋다.

② 경력은 최소 3년이상

가능한 경력이 있는 전문가에게 진료를 받은 것이 좋다. 특히 모발이식의 경우 경력에 따라서 생착률이 좌우될 수 있으므로 진료의사의 경력까지 꼼꼼히 따져보는 것이 좋다.

③ 수술 후 관리는 철저한가?

수술 후 치료는 홈케어식으로 권하는 경우가 많은데 힘들게 결정하고 수술에 임한 만큼 수술 후 치료까지 세밀하게 신경 써주는 병원을 선택하는 것이 좋다.

④ 수술 후 책임을 질 수 있는가?

수술이다 보니 결과를 환자에게 돌리는 병원들이 많이 있다. 수술 후에도 결과를 좀더 책임질 수 있는 병원을 선택하는 것이 좋다. 근래에는 책임각서까지 작성해 주는 병원이 있으니 그런 곳을 선택할 수 있다면 현명한 방법이다.

3) 모발이식, 얼마만큼의 양을 심어야 할까?

모발이식 수술은 심는 양에 따라서 수술에 소요되는 시간과 디자인, 그리고 모발이식비용이 달라진다. 일반적으로 소량을 헤어라인 위주로 이식하는 여성들의 경우, 앞머리부터 정수리까지 전체적으로 밀도가 떨어지고 많은 양을 심어야 하는 남성들에 이르기까지 그 심는 양은 다양하다.

전자의 경우 헤어라인교정을 위한 모발이식수술이라고도 부르는데 이 경우에는 적정한 양으로 자연스럽게 만들어야 하기에 헤어라인의 디자인적 요소가 중요하며 후자의 경우 가능한 많은 양을 후두부에 무리가 덜 가게 하면서 채취하는 것이 중요하다.

많은 사람들이 모발이식하면 무조건 많이 심는게 좋다라고 생각한다. 하지만 아직 탈모가 진행되지 않은 부분이나 헤어라인과 같은 정교한 디자인적 요소가 중요한 경우는 오히려 많은 양을 심는 것은 불필요하며 향후 부자연스러운 결과를 초래할 수 있다.

또한 광범위한 탈모환자의 경우 많은 양의 이식을 필요로 하는데 디자인적인 요소를 고려하지 않고 후두부에 무리하게 채취한다면 후두부 흉터 크기나 감각이상과 같은 부작용이 발생할 우려가 크다.

모발이식에 필요한 이식모의 개수는 후두부의 탄력과 그 밀도, 그리고 헤어라인 디자인에 따라 달라지며 그 적정성의 정도는 모발이식을 담당하는 경험 많은 의료진에게 달려있다. 적절한 양의 이식모의 개수가 결정되고 그에 따른 합리적인 모발이식비용이 책정된다면 모발이식을 받은 환자는 수술결과와 심리적인 측면에서도 매우 높은 만족도를 나타낼 것이다.

4) 미니 이식술 VS 모낭 이식술

모발이식술에는 크게 미니 이식술과 모낭 이식술이 있다. 미니 이식술은 5~9개 가닥의 모발을 한꺼번에 이식하는 방법으로 한번에 비교적 많은 모발을 이식하므로 시술 시간이 짧은 장점이 있다. 그러나 이식 후 상처가 아물면서 이식 모발편이 쪼그라들어 마치 모를 심은 것처럼 하나의 모공에서 5~9개의 모발이 자라나 이식부분이 부자연스러워 보여 항상 머리를 밑으로 축 늘어뜨려야 헤어라인을 감출 수 있는 단점이 있다.

반면, '모낭 이식술'은 자신의 모낭을 채취해서 이를 절개한 다음 모낭 단위로 이식하는 방법으로 시간과 노력이 필요하지만 효과가 크고, 특히 굵고 검은 직모를 가진 한국 사람에게 적합한 시술로 현재 가장 널리 시술되고 있는 시술방법이다.

이 시술은 모낭(한 구멍에 1~3가닥의 모발이 뭉쳐 있음) 단위로 이식하기 때문에 이식한 모발이 자연스럽게 자라게 하는 것이 가장 큰 장점으로 마라토너 이봉주 선수도 이 방법으로 이식술을 받았다.

모낭이식술시에 주로 뒷머리의 모낭을 앞으로 옮겨 심는데, 남성형 탈모의 경우 앞머리와 윗머리, 정수리 부위의 모낭은 탈모가 되는 유전적인 요인을 가지고 있지만, 뒷머리의 모낭은 이러한 유전적인 요인을 타고나지 않기 때문에 탈모 부위로 옮겨 심더라도 잘 자라기 때문이다.

5) 최신 모발이식 치료법
① 'FOX' 시술법
2010년도에 국내 도입된 미국의 선진 모발이식술인 'FOX' 시술법은 기존의 수술법에 비해 모낭 손상률을 3% 이하로 낮춰 주목받고 있다. 고배율 확대경과 전자현미경을 사용해 미세한 모낭을 손상 없이 완벽한 상태로 이식함으로써 기존 FUE법의 단점을 보완했고 이식한 머리카락의 생착률이 95~98%에 이른다.

② CIT모발이식술
미국의 유명 탈모전문의 콜 박사가 고안한 CIT모발이식술은 비절개식으로 모낭의 채취와 이식이 동시에 이루어지는 방식이다. 모낭이 체외에 있는 시간이 10분 안쪽으로 손상률을 3% 이하로 낮췄다는 평가를 받고 있다. 생착률도 95%에 가깝다.

또한, CIT모발이식은 모발의 특성과 방향, 밀도까지 고려했기 때문에 다른 시술에 비해 자연스러움이 크게 높은 것도 장점이다.

③ APC+ 성장세포, 조혈모줄기 세포CD34 주입법

최근 두피케어 및 탈모치료에 자신의 혈액을 이용한 APC+ 성장세포, 줄기세포CD34 주입법이 강남의 피부과를 중심으로 사용되고 있다.

일반적으로 주름개선 및 노화피부 개선에 효과가 있는 것으로 알려진 이 요법이 '탈모' 개선과 치료에도 이용되고 있는 것인데 일반적으로 탈모치료에 혈소판이 풍부하게 응축된 혈장이 중요한 이유는 이 혈장 속에 상처를 치유하고 몸을 회복시키는 성장인자들이 들어있기 때문이다.

혈소판이 풍부한 성장인자를 분비하여 주변 세포들의 증식을 촉진하고 콜라겐 등의 성분들을 합성하도록 자극해 모근을 강화시켜 머리카락의 재생을 돕는 것이다.

특히 SmartPReP2 APC+안의 성장인자는 기준치의 6~8배 이상 농축되어 인체 내에서 7일 동안 활발히 활동하여 조직재생의 효능이 있는 것으로 알려져 있다. VEGF의 성분이 혈관생성과 모낭세포의 이동 및 증식을 유도하고 모낭세포에 영양공급을 원활히 해줌으로써 모낭을 튼튼하게 하는 기능을 하므로 탈모치료에 널리 사용되고 있다.

또한 SmartPReP2 APC+를 이용한 두피탈모 처치는 살아있는 세포만을 농축하여 세계특허를 받은 방법이다. 이 방법으로 피부치료를 시행하면 회복속도가 눈에 띄게 증가되는 것으로 알려져 있다. 특히 미국 Dr. 조셉그레코에 의하면 두피탈모 부분에 있어서 사용이 활발한 것으로 알려져 있으며 성과도 상당히 만족스럽다고 한다.

이 요법을 시행하는데에는 약 3분 정도의 시간이 걸린다. 먼저 환자의 혈액을 60cc 정도 채혈한다. 이를 APC+ 키트에 담아 SmartPReP2에 넣고 돌리면 적혈구와 혈장으로 분리된다.

시술 받은 후 1.5~5개월 후에 신생모가 자라는 것이 보이며 APC+ 치료는 1년에 한번 치료를 받고, 필요시 1년 후 재시술이 가능하다. 또한 탈모가 곧 시작되고 있는 환자와 머리가 많이 빠지는 환자에게는 즉각적인 효과가 나타나는 것을 볼 수 있다. 1~3단계 탈모 환자에게는 더욱 빠른 효과가 나타나며, 5~7단계 환자에게는 조금 더딘 효과를 보이므로 초기 탈모 환자에게 널리 쓰인다.

6) 모발이식술의 시기

시간이 지날수록 서서히 탈모가 진행되면서 빠지는 머리카락은 많아지고 이식해야 할 부위도 넓어지게 된다. 반대로 나이를 먹을수록 자연스러운 노화과정과 탈모진행이 가속화되어 후두부의 모발도 역시 밀도가 적어지며 더불어 굵기도 점점 얇아진다. 모발이식은 후두부의 모발이 그 성질 그대로 탈모범위로 옮겨져서 자라기 때문에 후두부 모발이 건강할 때 시술하는 것이 유익하다.

모발이식의 적당한 시기란 사실 선택적인 사항이므로 언제가 적당하다고는 할 수 없다. 하지만 모발이식이 근본적으로 탈모가 일어나지 않는 부위에서 모낭을 채취해 옮기는 것이므로 만약 현재는 탈모가 일어나지 않는 상태라고 해도 원래 탈모의 성질을 가지고 있는 부위라면 모발이식 후에도 탈모가 일어날 수 있으므로 이러한 점을 주의해서 해야 할 것이다. 또한 이식이 가능한 모수가 한정적이기 때문에 무한정 실시할 수 없다는 점도 고려해야 한다.

7) 모발이식술을 택하기 어려운 이유

현재 95% 이상 높은 성공률을 보이는 모발이식이라 하더라도 탈모환자들은 시술에 대한 결정을 쉽게 내리지 못하는데 그 이유는 바로 수술이라는 막연한 두려움과 막대한 수술비용에 대한 부담감 때문이다.

그러나 최근에 모낭이식술이 널리 보급되면서 시술 비용도 기존의 수천여만 원에서 수백만 원대로 점차 저렴해지고 있는 추세이다.

8) 병행치료의 필요성

이렇듯 만족스러운 결과를 얻을 수 있는 모발이식술이라 하더라도 근본적인 치료가 아니므로 탈모를 끝내려는 생각은 잘못된 생각이다. 따라서 유전성 남성탈모일 경우 수술에 앞서 탈모예방과 기존모발 유지를 위해 탈모치료제를 지속적으로 복용하여 이식된 모발이 자라나와 기존모발과 잘 어우러지도록 해야 한다. 이를 무시하고 시술만 강행한다면 이식된 모근이 자라나올 무렵 또 다른 부위에 탈모가 진행되어 수술에 대한 기대와 달리 원하는 결과를 얻을 수 없게 되므로 전문가의 소견을 따르는 올바른 판단과 주의가 요구된다.

결국 탈모의 마지막 선택이라 할 수 있는 모발이식도 탈모관리를 하지 않고는 효과를 유지하기 어려운 것이므로 탈모는 초기부터 관리하여 탈모시기를 늦추는 노력이 반드시 필요하다.

9) 광범위한 탈모의 모발이식

광범위한 탈모의 경우 5,000모 이상의 대량이식을 해도 탈모된 부위를 전부 가리기는 매우 어렵다. 모발이식은 자신의 뒷머리를 체취해 앞머리로 이식을 하는 수술이기 때문에 뒷머리의 상태 및 밀도에 따라서 이식 가능한 모수가 정해진다.

탈모가 오랫동안 진전된 환자의 경우 뒷머리 상태가 좋지 않아 5,000모 이상의 대량이식을 시행하기 어려운 부분도 있지만 실제로 그 이상의 모발이식이 시행된다 하더라도 앞쪽 이마라인부터 시작해 양쪽 M자부위, 그리고 정수리 모두를 원하는 정도의 밀도로 만족시키기는 매우 어려운 부분이 있다.

이럴 땐 사람의 인상을 결정하는 부분인 정면모습에 집중 이식을 해야 한다. 의학적으로 중간전두부 부위라 불리는 정면모습 중에서도 앞머리 헤어라인 부위부터 시작해 정수리로 이어지는 부위에 정수리 꼭대기 부위나 가마부위에서 후두부로 내려가는 곳을 제외한 부분에 이식을 한다.

그리고 이 중간전두부 부위를 집중적으로 이식할 경우 이 부분의 모발이 생착된 후 자라나서 머리길이가 길어지면 이 모발을 이용해 좌우로 가르마를 타서 탈모부위를 가리기도 용이하며 올백스타일을 할 경우 정수리부위까지 가릴 수 있다.

탈모의 범위가 넓다고 해서 전체적으로 다 메꾸기 위해 탈모범위 전체를 골고루 이식하게 되면 전체적으로 양이 한정된 상태에서 이식을 하기 때문에 앞쪽 이마라인부터 정수리까지 전체적으로 듬성듬성해지는 밀도가 떨어지는 상태로 이식이 될 수 밖에 없다.

따라서 미용적으로 가장 중요한 중간전두부 부위에 집중하여 이식하는 것이 중요하며 다른 탈모 부위는 이 집중 이식된 부위의 모발을 길러서 효과적으로 가릴 수 있도록 디자인되어야 자연스러움을 유지할 수 있다.

앞이마 헤어라인부터 정수리로 이어지는 중간전두부 부위에 분산투자가 아닌 집중투자를 하여 이식할 경우 본인이 거울을 볼 때와 다른 사람들이 바라볼 때에도 역시 가장 눈에 띄는 부위에 집중적으로 모발이 자라나기 때문에 정면에서 바라볼 때 탈모가 거의 진행이 되지 않은 것과 같은 이미지가 나타나 한번의 모발이식만으로 상당히 많이 개선이 될 수 있다.

또한 상대적으로 이식하는 양이 적고 치료될 확률이 높은 정수리나 가마에서 후두부로 내려가는 부위는 탈모방지 약인 프로페시아를 복용할 경우 효과적이다.

10) 모발이식후 관리법

모발이식을 시술받을 때 가장 걱정하는 것은 무엇일까. 머리카락 한 올 한 올이 소중한 탈모인에게는 심은 모낭에서 모두 모발이 자랐으면 하는 '생착률'을 크게 신경 쓰게 된다.

때문에 탈모인들은 모발이식을 고려할 때 조금이라도 생착률이 높은 방식을 선택하기 위해 많은 고심을 한다. 국내에서 흉터가 없는 비절개식 모발이식보다 흉터가 남더라도 절개식 모발이식이 많이 시술되는 이유가 비교적 생착률이 높다는 이유 때문이다.

그러나 시술의 선택만이 모발이식의 생착률에 영향을 끼치는 것은 아니다. 모발이식을 받은 후 관리도 생착률에 영향을 줄 수 있는 것이다.

우선 모발이식을 받은 후에는 수술부위에 자극을 주는 행위를 최대한 자제해야 한다. 시술 직후에는 수술부위에 붕대를 감고 다음 날 병원에 가서 머리를 감고 소독도 실시하게 된다. 시술 후 이식부위가 아물면서 가려움증이 나타나는데 이때 절대 긁지 말고 참기 어렵다면 조심스럽게 두드려 주는 것이 좋다.

한동안은 병원에서 주기적으로 소독을 받게 되며 한 달 정도 지난 후 부터는 스스로 머리를 감아도 된다. 이 때 부터는 땀을 흘리는 가벼운 운동이나 미용실에서 머리를 다듬는 등의 행위가 가능하다.

이 후 수개월이 지나면서 환자는 이식된 부위에서 머리가 자라나는 것을 확인할 수 있다. 특히 시술 후 6개월이 지나면 4cm 이상으로 자란 모발들을 확인할 수 있는데 주기적으로 병원을 찾아 두피와 모발의 상태를 점검하는 것이 좋다.

또 모발이식을 한 후에는 흡연과 음주를 절제하는 것이 좋다. 흡연이나 음주는 상처가 아무는 것을 방해하고 두피의 영양상태를 악화시키기 때문에 악영향을 끼칠 수 있다.

비절개식 모발이식의 경우는 절개하는 시술이 아니기 때문에 보다 회복속도가 빠르고 관리도 쉽다. 비절개식인 CIT모발이식술의 경우는 생착률도 95% 이상으로 높였기 때문에 탈모인들에게 주목받고 있다.

탈모에는 스트레스가 영향을 끼치기 때문에 무엇보다 긍정적인 마음가짐이 필요하다. 모발이식 결과에 너무 조급해하지 말고 희망을 갖고 밝게 지내는 것이 만족도를 높이는 지름길이다.

탈모의 원인은 자가면역질환인 원형탈모를 제외하고는 90%이상 대부분의 탈모가 유전적인 원인에 의한 것이기 때문에 그 원인인 몸속의 DHT호르몬을 조절해주기 위해서는 프로페시아 같은 약물치료가 필수적이다.

병원을 선택할 때는 탈모치료와 모발이식을 모두 진료하는 병원으로 가는 것이 좋다.

의학적으로 검증된 탈모치료의 방법은 먹는 약과, 바르는 약, 머리에 맞는 주사, 자기장치료 등 여러 가지가 있다. 이러한 치료법들로 치료할 경우, 진행 중인 탈모를 멈추게 해주며, 나아가서는 발모효과까지 기대해 볼 수 있다.

또한, 꾸준히 치료를 한다면 기대이상의 효과를 가져올 수도 있다. 이미 탈모가 진행되어 모낭이 사라진 경우라면 모발이식을 통해서 새롭게 모발을 자라게 할 수 있다.

과거에는 탈모에 효과적으로 입증되어 있는 방법도 없었고 모발이 식 수술도 크게 발전되어 있지 않았기 때문에 탈모가 진행될 경우 그 냥 받아들일 수밖에 없었지만 현재는 탈모치료에 효과를 보이는 여러 가지 좋은 방법들이 많이 나와 있기 때문에 더 이상 소극적으로 탈모 에 대처할 필요가 없다는 것이다.

⓿❸ 한의학에서의 탈모 치료

한의학에서는 유전적 요소가 아니라면 울화(鬱火, 스트레스)로 인한 내열이 증가하고, 기름진 음식, 인스턴트 음식, 음주 등 몸을 열(熱)하게 하는 음식의 섭취 증가를 원인으로 찾는다.

탈모는 초기치료가 중요하다. 조금이라도 증상을 느낀다면 전문가를 찾아 자신의 탈모원인을 정확히 진단받아야 한다. 또한 탈모는 두피의 문제로 국한되기 쉬운데 오히려 두피에 영향을 주는 건강의 적 신호가 될 수 있다는 것을 간과해서는 안 된다.

탈모증상을 치료하기 전, 건강부터 체크하는 것이 재발을 방지하는 치료의 우선이다. 한방탈모치료는 한약과 약침, 침, 두피관리를 통해 개인의 체질별 증상별 특징에 맞추어 탈모한약을 처방한다.

여기에 두피에 열을 내는 약침을 두피에 시술하고, 두피의 혈액순환을 촉진하기 위해 두피마사지를 한다. 한방에서는 인체가 정상적으로 돌아가기 위해선 마음이 편안하고 오장육부가 자기 역할을 충실히 해야 한다고 본다. 한방으로 원인을 치료하고 신체적인 건강까지 얻는다면 재발 없는 탈모치료가 가능하다.

한의학에서는 머리카락이 윤기 있으려면 피가 충분해야 하고, 튼튼하게 하려면 신장(腎臟)의 기가 튼튼해야 한다고 한다. 그러나 과도한 스트레스는 피를 탁하게 만들고 간기(肝氣)가 울체(鬱滯)되게 하며, 열이 머리 쪽으로 뜨고 신장(腎臟)기능이 약해져 탈모의 원인이 된다.

그래서 한방으로 탈모를 치료하는 가장 큰 특징은 탈모의 치료를 머리카락과 두피치료에만 국한하지 않고, 오장육부의 불균형을 개선하는 방식으로 탈모의 완치율을 높이는 것이다. 환자 개개인의 체질과 병증 상태에 따른 1:1 맞춤진료로 손상된 두피뿐만 아니라 근본원인까지 치료하는 것이 한방치료의 장점이다.

1) 發毛(발모)와 養毛(양모)

모공 하나에 2~3개의 머리카락이 나면서 풍성하게 만들어주는 養毛(양모)치료와 없는 머리카락이 새로 만들어지도록 하는 發毛(발모) 치료는 엄격하게 구분되어야 한다. 두피 및 머리카락에 영양을 공급하고, 머리카락을 굵고 건강하게 하여 빠지는 것을 방지하는 養毛(양모)치료를 할 수 있는 시기를 놓치면 걷잡을 수 없이 진행되어 몇 배의 노력과 비용을 들인다고 해도 원하는 수준으로의 복귀가 점점 힘들어진다.

탈모는 일단 한번 진행이 되면 급속도로 진행이 되며, 모근은 한번 손상되면 원상복귀가 쉽지 않기 때문에 탈모는 초기관리가 중요하다.

2) 여성탈모의 대머리지수 체크

여성의 탈모는 호르몬에 의한 원인으로는 해석되어지지 않는 다양한 원인이 있다. 치료방법도 미녹시딜이라는 외용제는 있지만 내복약으로는 아직까지 인정된 것은 없다. 여성 탈모치료의 1차 목표는 우선 모발의 증가보다는 현 상태에서 악화되는 것을 막는데 목표를 두고 가늘어진 모발이 다시 회복될 수 있도록 하는 것이 대부분이다.

의학적으로 여성 탈모환자들을 살펴보면 유전적인 원인뿐 아니라 항암치료, 육체적 스트레스(수술, 빈혈, 급속한 체중변화), 심리적 스트레스(큰 정신적 충격), 갑상선질환, 약물 부작용(비타민A 과다복용, 고혈압약 복용), 호르몬 변화(임신, 피임약, 폐경기 후) 등이 원인이 되어 탈모가 발생한다.

특히 습관인자, 약물인자, 신체의 변화인자 등은 탈모와 상당부분 관련이 있으며, 이런 인자들을 효과적으로 제거하고 치료를 통하여 조절하는 경우 탈모증상이 빠르게 변화되는 것을 임상적으로 많이 관찰하게 된다.

자신의 탈모에 영향을 주는 체크리스트의 다양한 인자를 확인하고 어떤 것들을 개선해야 하는지 알아보자.

- 아침, 점심, 저녁식사가 규칙적이지 않다.
- 잠자는 중에 자주 깨거나 불면증이 있다.
- 변비나 치질로 고생하고 있다.
- 오랫동안 위장약, 혈압약, 수면제, 두통약 등을 복용해오고 있다.
- 피임약을 오래 복용하고 있다.
- 아이를 낳고 빠진 머리카락이 6개월이 지났는데 새로 나지 않고 있다.
- 편식하는 습관이 있다
- 짜고 매운 음식을 좋아해서 자주 먹는다.
- 신경이 예민하고, 강박관념이 있다
- 인스턴트 음식을 좋아하거나 3~4주에 한 번은 폭음을 한다.
- 하루에 커피를 세 잔 이상 마신다.
- 머리를 많이 쓰는 일에 종사하고 있다.
- 담배를 피운다.
- 생리가 불규칙하다.
- 유산 경험(자연유산, 중절수술)이 있다
- 모자를 즐겨 쓰는 편이다
- 헤어드라이어를 꼭 사용한다.
- 퍼머나 염색을 한 달에 한 번, 혹은 그 이상 한다.
- 컴퓨터 모니터나 글씨가 작은 책을 장시간 들여다보는 일을 한다.
- 성격이 다혈질이다.
- 알레르기 비염이 있다.
- 감기에 자주 걸린다.
- 간염에 걸린 적이 있다.
- 아랫배가 차고 냉이 있다.
- 소변을 자주 본다

* 체크 개수 1~5 : 일단은 탈모 가능성이 적은 편으로 크게 걱정하지 않아도 된다.

* 체크 개수 6~10 : 문제가 되는 항목들을 점차 줄이는 방법

을 찾아야 한다. 곧 몸에 이상신호가 나타날지도 모른다.

　＊체크 개수 10개 이상 : 생활습관을 개선해야 한다. 우선적으로 개선해야 할 사항을 세개 정도 정하고 철저히 실천한다. 그 세 가지가 어느 정도 개선되면 나머지 사항들도 차례로 점검한다.

〈도움말:미소한의원 윤원영 원장〉

탈모 유형별 치료 및 예방법

1) 노인성 탈모증

　모발은 피부의 일부분이기 때문에 피부가 쇠퇴해감에 따라 점차 그 생장도 느려지게 된다. 그래서 나타나게 되는 탈모증이 바로 노인성 탈모증이다.

　노인성 탈모증을 예방하고 치료하려면 우선 두피 안마와 일상 음식을 바꾸어야 한다. 40세가 지난 뒤 모발이 점차 줄어들고 가늘어지면 노인성 탈모증을 의심해 보아야 할 것이다.

　노인성 탈모증은 대략 다음과 같은 두 가지 원인으로 인해 유발된다.

　첫째는 위와 장의 기능이 저하된 때문이다. 연령이 증가함에 따라 위와 장의 기능은 젊었을 때 만큼 좋지 못하게 된다. 그 결과 영양부족을 초래하게 되고 신체에 변화가 나타나게 된다. 풍부한 영양분을 신체의 세포에 충분히 공급할 수가 없게 되는데 이렇게 되면 당연히 모세포의 기능이 둔화된다. 이때 특히 탈모가 되면 새 모발이 돋아날 수 없기 때문에 대머리를 피할 수가 없게 되는 것이다.

그러므로 평소 위와 장에 부담을 주는 음식의 섭취를 삼가해야 한다. 일상생활의 음식은 연령이 증가함에 따라 기름진 음식 대신 담담하고 기름기가 적은 음식을 먹는 것이 좋다. 또 동물성 단백질 섭취보다는 식물성 단백질을 섭취하는 것이 탈모를 예방하고 치료하는데 도움이 된다.

둘째, 노인성 탈모증이 나타나는 또 하나의 원인은 두피의 혈액순환 불량 때문이다. 연령이 증가하게 되면 두피 세포가 탄력을 상실하게 되어 피부와 두개골 사이의 혈관이 압박을 받아서 혈액순환이 불량해지게 된다. 이로 인하여 모세포를 만들어내는 모낭부(毛囊部)가 영양 부족으로 활동이 저하되면서 모발이 점점 가늘어지고 결국에는 탈모를 초래하게 된다.

이 같은 상태를 예방하기 위해서 가장 먼저 해야 할 것은 두피의 혈액순환을 촉진시켜야 한다. 두피를 안마하고 목욕으로 모발에 충분한 수분을 보충해주어야 한다. 또 모발을 반대 방향으로 빗거나 머리를 발 밑으로 엎드려서 모발 한줌을 살짝 잡고서 두피를 수직방향이 되게 하는 것도 역시 간단하면서도 효과가 좋은 방법이다.

2) 청년성 탈모증

젊은 나이에 탈모증이 나타나는 것은 노인성 탈모증과 마찬가지로 갑자기 탈모가 되어 대머리가 되는 것은 아니다. 우선 모발의 성질이 유연해지고 가늘어지게 되면서 줄어들게 된다. 그 후에는 탈모와 마찬가지로 끝내 대머리가 되는 것이다.

주로 영양부족과 정신적인 긴장, 스트레스가 이런 탈모의 주요 원인이다. 젊었을 때 입시의 압박과 대인관계 등 각종 정신적인 스트레스로 자율신경의 조화를 상실하기 쉽다.

자율신경의 조화상실은 많은 증상을 초래한다. 특히 머리를 쓰게 되면 많은 양의 단백질이 필요하다. 이때 만약 수요와 공급의 불균형을 초래하면 탈모가 나타나게 되는 것이다. 영양이 부족하게 되면 모발 모세포에 공급되는 영양분이 감소되어 탈모가 증가되고 새로운 모발도 생성되지 않기 때문이다.

따라서 청년기 탈모증을 예방하려면 반드시 충분한 영양을 섭취하고 모든 스트레스와 긴장, 그리고 번뇌를 없애야 한다. 정서를 안정시키고 충분한 수면을 취하는 것도 중요하다. 특히 탈모로 인한 지나친 상심은 증상을 더욱 더 악화시키므로 주의해야 한다.

청년성 탈모증에는 특이하게도 머리 위와 머리 앞쪽 모발이 적어지는 경우가 많다. 이는 남성 호르몬의 과다로 빚어진다. 성장기에 있을 때는 남성 호르몬의 분비가 지나치게 왕성해진다. 그 결과 모발의 성장을 촉진시키는 여성 호르몬과의 균형을 이루지 못하게 되면서 자연히 탈모가 되어 새 모발이 돋아날 수가 없게 되는 것이다.

또한 남성 호르몬은 피지선의 분비를 촉진시킨다. 그런데 모발과 두피는 땀을 가장 싫어하는데 땀은 두피를 기름으로 끈적거리게 하고 또한 이로써 두피가 더러워지게 된다. 이렇게 되면 모근이 느슨해지면서 쉽게 탈모가 된다.

이런 증상의 탈모에는 청결을 제일로 삼아야 한다. 부지런히 머리를 감아야 하고 운동을 하고 나면 반드시 두피를 말려야 한다.

3) 원형탈모증

원형탈모증은 모모세포(毛母細胞)의 기능이 잠시 정지되면서 빚어진 탈모증을 말한다. 원형탈모증은 탈모의 속도가 매우 빠르다. 그렇기 때문에 원형탈모증이 나타나면 그 놀라움은 실로 크다.

이러한 원형탈모증은 대부분 어느날 갑자기 모발 부위가 원형으로 빠진다. 그래서 원형탈모증이란 명칭이 붙은 것이다. 그러나 모두가 원형인 것은 아니다. 예를 들면 머리 전체의 모발이 빠지면서 대머리가 되거나 눈썹과 수염, 심지어 겨드랑이의 털까지 빠지기도 한다.

이 탈모증이 다른 탈모증과 다른 점은 탈모 부위의 피부를 살펴보면 온전하게 남아있는 모공을 발견할 수가 있다. 이와 동시에 주위의 모발을 당기면 어떤 것은 그대로 빠지면서 아무런 통증이 없다. 이것은 탈모가 계속 확대될 가능성이 높음을 상징한다 하겠다.

이러한 원형탈모증의 유발 원인은 아직도 많은 부분 밝혀지지 않고 있다. 그러나 지금까지의 연구 결과를 종합해 볼 때 그 원인은 자율신경의 조화상실로 인해 나타나는 것으로 보고 있다.

실제로 원형탈모증 증상을 보이는 사람의 경우 대부분 신경이 예민한 것으로 나타났다. 이외에 직업, 환경의 급격한 변화도 역시 원형탈모증의 유발 원인이 될 수 있는 것으로 밝혀졌다.

따라서 원형탈모증을 예방하려면 무엇보다 정신적인 스트레스를 해소하는 것이 가장 중요하다. 언제나 마음을 편안하게 가지는 것도 예방에 분명 도움이 된다.

특히 원형탈모증이 나타난 경우 대부분 탈모 부위의 피부 온도가 다른 부위보다 상당히 낮은 편이다. 이는 해당 부위 피부의 혈액순환이 악화되었음을 말해주는 것이다. 그러므로 제 기능을 멈춘 모모(毛母)가 깨어나도록 하기 위해 피부를 자극하거나 혈액순환을 촉진시키는 한방약물을 사용하면 좋은 효과를 볼 수 있다.

4) 비듬성 탈모증

비듬은 탈모를 촉진시킬 수 있다. 우리의 피부는 피부의 가장 바깥쪽에 있는 각질부분이 떨어져 나가게 되면서 매일 재생된다. 이러한 각질이 땀이나 피지, 혹은 더러운 때 등에 붙어서 형성된 물질이 바로 비듬이다.

이들 비듬은 모두가 피부의 분비 이상으로 발생한다. 청년성 탈모증이 바로 이 같은 비듬성 탈모증으로 유발된 것이라고 주장하는 학자도 있다. 왜냐하면 어떤 경우에는 이 두 가지를 구별하기가 매우 어렵기 때문이다. 그래서 비듬과 탈모는 밀접한 관계가 있다는 것이 학계의 입장이다.

그러나 어떤 유형이든지 일단 비듬이 생기면 제일 먼저 머리가 가려워진다. 일단 가려우면 누구나가 긁어대기 마련이다. 이로 인하여 머리 피부는 충혈되고 붉어지게 된다. 때로는 힘을 주어 긁어대다가 피부에 손상을 입히기도 한다.

그래서 비듬이 세균에 감염되면 부패가 되면서 악취가 나게 된다. 이렇게 되면 비듬은 상당히 불결한 인상을 남기게 된다. 특히 비듬이 많아짐에 따라 탈모 증상도 점점 더 심해지게 된다. 만약 소년기부터 청년기에 이르기까지 비듬이 비교적 많다고 한다면 탈모가 되는 시기도 그만큼 빨라지게 된다.

따라서 어느 날 갑자기 비듬이 두드러지게 많아지면 반드시 탈모의 징조가 아닌지 의심해 보아야 한다. 그리고 서둘러 비듬을 없애는 노력을 해야 할 것이다.

일상생활에서 비듬의 발생을 줄이는 가장 좋은 방법은 비타민 D와 C를 많이 섭취하는 것이다. 비타민 D는 건조된 표고버섯이나 멸치 등의 건어물에 많이 함유돼 있고 비타민 C는 신선한 과일이나 채소에 많이 함유돼 있다.

5) 미만성 탈모증

미만성 탈모증은 비록 원형탈모증처럼 원형의 탈모 현상 같지는 않지만 모발 전체가 점차 가늘어지는 탈모 증상을 말한다. 이것은 피부 밑 혈관의 혈액 흐름이 원활하지 못하여 빚어지게 된다.

만약 현미경으로 모근을 관찰해보면 모근이 매우 가늘어졌거나 울퉁불퉁해진 것을 발견할 수 있다. 일부는 빗자루 모양을 하고 있다. 대체로 모근 1~2mm되는 지점에서 잘라진 채 바늘처럼 뾰족하여 손으로 만지면 찌르는 듯한 느낌이 든다.

이 같은 유형의 탈모증은 두피가 마치 스폰지처럼 물렁거리며 질기다. 만일 그 부위의 피부조직을 표본으로 채취해 보면 피부조직이 화농되어 있는 것을 볼 수 있다.

이러한 미만성 탈모증의 정확한 원인은 아직 드러나지 않았지만 원형탈모증과 마찬가지로 자율신경의 조화상실로 인해 유발되었을 가능성이 높다. 이 증상 또한 신경이 매우 예민한 사람에게 많이 나타나는 경향을 보인다.

특히 이 탈모증 또한 원형탈모증과 마찬가지로 증상이 있기 전 왼쪽 어깨에 시큰한 통증이 나타나는 특징을 보인다. 이 사실로 미뤄 짐작하건대 소위 어깨가 시큰하고 아프면 목을 제대로 돌릴 수가 없게 된다. 그 결과 두피가 바짝 당겨져서 두피의 혈관에 압박을 가하게 되는데 이로 인해 혈액운행 상태가 불량하게 되어 탈모를 유발시키는 것으로 보인다.

이는 비록 하나의 논리에 불과 하지만 미만성 탈모증의 원인 또한 혈액의 흐름이 원활하지 못한 것과 밀접한 관련이 있는 것으로 추정된다. 따라서 평소 어깨에 대한 꾸준한 안마는 탈모증치료에도 분명 도움이 된다고 할 수 있다.

6) 질병으로 인한 탈모증

만일 성홀열이나 매독 등의 질병에 걸렸다면 몸속에 침입한 병균이 모모(毛母)를 파괴시킬 수가 있다. 그래서 이 경우는 일단 머리카락이 빠지고 나면 다시 건강한 모발이 나오지 않는다.

어떤 경우에는 병원균이 직접 모모(毛母)에 침입하여 파괴시키고 어떤 때는 모모(毛母)에 영양을 보급하는 노선을 침범하여 탈모를 유발시키기도 한다. 예를 들어 가장 무서운 매독이 제 2기로 악화되면 탈모가 시작된다.

만약 이때 적절한 치료를 행하여 발진된 두드러기를 없애버린다면 모발 재생에 희망을 걸 수 있다. 그러나 악화되도록 방치한다면 두피에 돋아난 두드러기 조직을 완전히 파괴시켜 버리므로 다시는 모발이 자라날 수 없게 된다.

매독 외에 결핵이나 부스럼, 버짐 등도 탈모의 원인이 될 수 있다. 또 당뇨병이나 고혈압, 갑상선기능 이상증, 무정자증, 영양실조 등도 합병증이 되어 탈모를 유발하게 된다.

이 같은 질병을 앓고 있을 때 만일 모근 기능이 완전히 쇠퇴하지 않았다면 질병을 유발한 원인을 치료하면 탈모현상도 쉽게 치유가 된다.

그러나 자기가 고혈압 등의 질환 때문에 탈모증이 악화되었다는 사실을 아는 사람은 극히 드물다. 왜냐하면 이들 질병들은 처음에는 대부분 자각증상이 없기 때문이다. 그러므로 탈모증을 치료할 때는 반드시 이들 질병이 없는가도 알아보는 것이 좋다.

7) 흉터형 탈모증 & 결발성 탈모증

흉터형 탈모증은 머리 부위의 부상으로 모유두(毛乳頭)를 파괴시켜 모발을 만들어내는 기능이 상실되어 발생한 탈모증이다. 즉 외상이나 화상, 파열상, 피부 화농 등으로 인해 모모기능이 파괴되어 빚어진 탈모증이라 할 수 있다.

이런 상태에서는 발모촉진제를 쓰고 풍부한 영양공급을 해도 효과가 없다. 이때는 반드시 모발이식이나 봉합, 피부 이식 등의 외과수술로 보완해야 한다.

또 결발성 탈모증은 쉽게 말해 머리카락에 압력을 가한 결과 빚어진 탈모증의 일종이다. 예를 들어 머리를 묶거나 모모(毛母)를 바짝 당기면 탈모를 유발하고 또 심화시키는 한 원인이 될 수 있다는 것이다.

그 뿐만이 아니다. 24시간 모자를 쓰고 있어도 결발성 탈모증이 나타날 수 있다. 이것은 두피를 압박하여 모모(毛母)로 수송되는 영양공급이 부족하게 되어 발생한다. 왜냐하면 영양부족으로 발모기능이 쇠퇴해졌기 때문이다.

8) 출산으로 인해 빚어진 탈모증

비록 질병은 아니지만 여성이 출산을 한 후에는 더러 탈모증이 두드러지게 나타나는 경우가 많다. 그 주요 원인은 두 가지로 요약할 수 있다.

첫째는 출산으로 모체(母體)의 체력이 극도로 쇠약해져 탈모증이 나타날 수 있다. 이것은 흔한 잠시성의 현상이므로 체력이 회복됨에 따라 모발이 다시 자라나게 된다.

둘째, 출산 전후 항생물질의 약제를 복약하여 그 부작용으로 탈모증이 나타나는 경우도 있다. 이것은 근래에 와서 흔한 현상이다.

이때는 대개 약제의 복용을 중단하고 발모를 촉진하는 조치를 취하면 원래상태로 회복된다. 그러나 약의 폐해 정도가 심할 경우는 원상태로 회복되기까지 많은 시일이 필요하다.

이렇듯 출산으로 인해 빚어진 탈모증은 유발 원인만 제거하면 점차 치유가 된다.

9) 기구성 탈모증

이 경우는 모발을 마찰하고 모발에 높은 열을 가하는 등의 자극으로 인해 탈모증이 나타난 경우를 말한다. 주로 젊은 층에서 많이 나타나는데 그것은 아름다운 헤어스타일을 만들어내기 위해 퍼머나 고데 등을 많이 하기 때문이다.

퍼머약은 모발에 큰 손상을 입힌다. 또 모발이 고온에 의해 눌리고 열에 의해 모발과 모세포가 충격을 받아 그 활동이 위축되게 된다. 그 결과 탈모증을 유발하게 되는 것이다.

이러한 탈모증을 치료하려면 가장 먼저 퍼머를 멈추고 손상을 입은 모발 끝을 잘라내야 한다. 또 모수질의 배설을 원활하게 하기 위해 복부를 따뜻하게 한다. 이와 더불어 세포를 재생시키기 위해 영양이 풍부한 음식을 많이 섭취하는 것이 좋다.

05 탈모치료 한방 경험방

▶ 경험방 1

- 처방 : 신선한 측백나무잎 30g
- 만드는 법 : 주정(75%) 300cc에 담근 뒤 일주일이 지나면 그 용액을 탈모부위에 바른다. 하루 3회씩 최소한 2개월 이상 사용해야 한다.

▶ 경험방 2

- 처방 : 생반하분 6g, 산초가루 9g, 백반가루 12g
- 만드는 법 : 이상의 세 가지 재료를 75%의 알콜 250cc에 담근다. 15일이 지난 뒤 약 찌꺼기를 걸러내고 사용한다.
- 사용법 : 면봉에 약액을 묻혀서 탈모된 부위에 바른다. 하루 2~3회 정도 바르면 좋다.

▶ 경험방 3

- 처방 : 대황 50g, 빙편 15g, 양조식초 200cc
- 만드는 법 : 이상의 세 가지 재료를 밀폐된 용기에 넣고 10일 정도 지난 뒤 탈모 부위에 바른다. 하루 3회 정도 발라주어야 한다.

▶ 경험방 4

- 처방 : 산초 120g, 75% 알콜 500cc
- 만드는 법 : 이상의 두 가지를 밀폐된 용기에 담고 7일이 지난 뒤 그 즙을 걸러내어 탈모 부위에 하루 3회 정도 바른다. 사용한지 1개월 정도 지나면 솜털이 돋아나는 것을 볼 수 있는데 계속 사용하면 모발이 더욱 진하게 돋아나게 될 것이다.

▶ 경험방 5

- 처방 : 생강 60g, 당귀 30g, 빙편 1g
- 만드는 법 : 이상 세 가지 약재를 75% 알콜 500cc에 15일간 담근 뒤 사용한다. 사용할 때는 면봉에 약용액을 묻혀 탈모 부위에 바르고 나서 약간의 안마를 행한다. 하루 2~3회 사용한다.

▶ 경험방 6

- 처방 : 천궁 · 한련초 · 보골지 · 당귀 · 측백나무잎 · 홍화 · 하수오 각각 10g
- 만드는 법 : 이상의 약재를 부수어서 75% 알콜 300cc에 담근다. 15일 정도 지난 뒤 약 찌꺼기는 걸러내고 그 액은 사용한다. 사용하기 전에 먼저 생강으로 탈모 부위를 문지르고 난 뒤 약액을 대머리 부위에 바르고 안마를 약간 시행한다. 하루 3회 정도 사용한다.

▶ **경험방 7**

- 처방 : 오매 · 당삼 각 12g, 당귀 · 단삼 각 10g, 황백 8g, 계
  지 6g, 하수오 9g, 산초 3g, 생강 3쪽
- 만드는 법 : 이 처방은 탈모 부위에 바르면서 복용하도록 한다. 이
  상의 약재를 물로 달여서 아침과 저녁에 각각 한 번씩 복용한다.
  그리고 물을 더 부어 달인 뒤 그 약즙으로 머리를 감으면 탈모에
  대해 치료와 예방을 한다.

▶ **경험방 8**

- 처방 : 뽕잎, 참깨 잎 각각 적당량
- 만드는 법 : 이상의 두 가지 재료에 쌀뜨물을 넣고 끓인 뒤 그 물
  로 머리를 감는다. 매일 한 번씩 1개월간 계속한다. 이 처상은
  <비급천금방>에서 나온 처방으로 청나라때 서태후와 광서황제
  도 썼던 처방으로 알려져 있다.

▶ **경험방 9**

- 처방 : 하수오 30g, 숙지황 15g, 한련초 12g
- 만드는 법 : 이상의 약재를 물로 달여서 아침과 저녁에 각각 한
  번씩 복용한다. 1개월간 계속한다.

▶ **경험방 10**

- 처방 : 계지 · 백작약 · 생강 각 9g, 용골 · 모려 각 30g, 대추

12개, 감초 6g

- 만드는 법 : 용골과 모려를 물로 30분 이상 달인 뒤 기타 약재도 넣고 함께 20~30분간 더 달인다. 그런 다음 그 즙을 걸러내어 아침과 저녁에 각각 한 번씩 복용한다. 이 처방은 탈모증과 불면증에 효과가 있다. 또 체질이 허약하여 현기증이 나고 손발이 냉한 사람에게도 좋은 약효를 발휘한다.

▶ **경험방 11**
- 처방 : 숙지황 24g, 산수유 · 산약 각 12g, 택사 · 목단피 · 복령 각 9g, 여정자 · 한련초 각 15g, 하수오 30g, 검은깨 20g
- 만드는 법 : 이상의 약재를 분말로 만든 다음 벌꿀로 개어서 환으로 빚는다. 하루 3회 복용하는데 한 번의 복용량은 10g이 적당하다. 이 처방은 탈모증을 치료하고 예방하며 모발을 검고 윤기가 나게 하는 효과가 있다.

▶ **경험방 12**
- 처방 : 당삼 · 황기 · 백출 · 복령 각 15g, 진피 9g, 당귀 12g, 방풍 5g, 감초 3g
- 만드는 법 : 이상의 처방약을 물로 달여서 아침과 저녁에 각각 한 번씩 복용한다. 1개월간을 1단계 치료과정으로 한다. 이 처방은 비위의 기능이 좋지 않아서 빚어진 탈모증을 치료한다.

※ 주의 : 한약처방을 복용하거나 활용할 때는 반드시 전문 한의사의
정확한 진단이 선행되어야 한다. <자료 제공:김재섭 한의원>

06 원형탈모증치료의 식이요법 & 한약처방

▶ 참깨 대공과 수양버들잎탕

민간요법으로 널리 알려져 있는 방법이다. 참깨 대공과 버드나무잎
을 물로 달여서 응용하면 원형탈모증을 치료하는 효능이 있다.

- 처방 : 청명 무렵의 버드나무 연한 잎 100~200g, 참깨 대공
  100~200g
- 만드는 법 : 이 두 가지 재료를 채집하여 응달에서 말린다.
- 응용법 : 두 가지 재료 각각 100~200g을 물로 달여 그 즙으로
  머리를 감고 물이 뜨거울 때 두피를 마찰한다. 매일 한번씩 행
  하며 1~2개월간 계속하면 좋은 효과가 나타난다.

▶ 땅콩 돼지간찜

땅콩은 일종의 고단백 식품이다. 땅콩에는 인체에 필수적인 아미노
산이 10종이나 함유되어 있는 것으로 밝혀졌다. 그중에는 지능을 높
이고 노쇠를 예방하며 뇌세포의 발육을 촉진시키는 것과 기억력을 증

강시키는 아미노산 물질이 옥수수나 쌀보다도 3~5배 정도 더 많이 함유되어 있는 것으로 나타났다. 따라서 땅콩에는 항노쇠의 성분이 많아 노화방지에 좋은 효과가 있다.

- 만드는 법 : 땅콩을 생강, 산초, 소금과 함께 80% 정도 익도록 삶은 뒤 얇게 썰어놓은 돼지간을 넣고 익힌 뒤 먹는다.

▶ 호도검은콩찜

- 재료 : 호도 10개, 검은 콩 200g
- 만드는 법 : 먼저 검은 콩을 물에 불렸다가 80% 정도로 끓여 익힌 뒤 호도살과 생강, 파, 소금 등을 넣고 완전히 익히면 된다. 이를 하루에 여러 번 먹는다.

▶ 검은 콩 분말

검은 콩 500g에 물 1000ml를 붓고 약한 불로 삶되 물이 완전히 졸여지면 꺼내어 쟁반에 펴서 말리면서 소금을 뿌려둔다. 완전히 마른 뒤 분말로 만들어 아침과 저녁 식사 후 6g씩 복용한다.

▶ 생강 껍질 생모방

- 처방 : 생강 껍질 (건조된 것) 50g, 인삼 50g
- 만드는 법 : 이상의 두 가지 재료를 분말로 만든다.
- 용법 : 신선한 생강을 얇게 썰어서 이 약가루를 묻힌 뒤 원형 탈모된 부위에 바른다.

- 해설 : 생강은 혈맥을 덥게 소통하고 피를 이끌어 머리 위까지 보내는 작용을 한다. 또 풍한을 흩트리고 정신을 진작시킨다. 특히 두통과 코 막힘, 탈모를 치료한다. 민간처방에서는 생강을 아기의 머리 위에 발라주어 감기를 예방하기도 했다. 이 처방은 생강에 인삼을 배합함으로써 그 작용이 더욱 강해졌다. 인삼은 최고의 보약으로 보혈하고 양혈하며 피부를 윤택하게 한다. 내복과 외용 모두 좋다.

▶ 이선단

- 처방 : 당귀 200g, 측백나무 잎 400g
- 만드는 법 : 두 약재를 가루로 만든 다음 벌꿀로 버무려 환을 빚거나 분말 그대로 쓴다.
- 용법 : 하루 두 번 복용한다. 한 번의 복용량은 6g이 적당하며 복용할 때는 따뜻하게 데운 청주로 복용한다.
- 해설 : 이 처방의 당귀는 맛이 맵고 달며 그 성질은 덥다. <약성가>에 의하면 당귀는 피를 생성하고 심장을 보하며 허약을 도운다고 했다. 또 어혈을 몰아내고 새것을 생성시키는 작용을 한다고 했다. 따라서 당귀는 안색이 창백하거나 현기증이 나는 증상을 치료한다. 또 혈허에 의한 질환을 치료하는 효능이 뛰어나다. 이러한 당귀에 열을 내리고 피를 식히는 측백나무 잎을 배합하면 탈모증 치료에 뛰어난 효과가 있다. 특히 맵고 뜨거운 음식을 과다섭취하고 기름진 음식 또한 과다섭취하여 빚어진 탈모

증에 효과가 좋다. 뿐만 아니라 우울한 정서가 화로 변하여 음혈을 손상시킨 경우나 혈열로 인해 생긴 풍, 또 풍열이 치솟아 올라서 빚어진 탈모증 치료에 좋은 효과가 있다.

▶ 모발을 윤택하게 하고 비듬을 제거하는 행인(살구씨)

- 재료 : 행인 10알
- 만드는 법 : 행인을 깨끗한 천주머니에 넣고 입구를 동여맨 다음 살구씨를 으깬다. 그런 다음 천주머니를 끓는 물속에 넣고 계속 흔들어주어 살구기름 성분이 물에 용해되게 한다. 이렇게 만든 물로 머리를 감으면 모발이 검어지고 부드러워진다. 윤기가 날 뿐만 아니라 비듬도 없어진다.
- 해설 : 행인은 첨행인과 고행인의 두 가지 종료가 있다. 모발을 씻고 윤택하게 하려면 고행인을 주로 활용한다. 행인은 독이 약간 있고 맛은 쓰며 그 성질은 덥다. 따라서 그 효능은 몽우리를 흩트리고 조(燥)를 윤택하게 한다. 냉기를 몰아내고 적체를 흩트리므로 머리와 안면의 풍을 몰아내는 작용을 한다. 이러한 행인을 이용하여 머리를 감는 것은 오래 전부터 전해 내려오는 민간처방의 한 가지이다.

▶ 경험방 1

- 처방 : 복령 1000g
- 만드는 법 : 위의 재료를 분말로 만든다.

• 복용법 : 복령 가루 6g을 하루 두번 복용한다. 복용할 때는 따뜻한 물에 타서 복용하면 된다. 이 약차는 원형탈모증 치료에 좋은 효과가 있다.

▶ **경험방 2**
• 처방 : 하수오 15g, 구기자 15g, 당귀 15g, 생측백엽 30g
  이상의 약재를 물로 달여 하루 두 번 복용한다.

▶ **경험방 3**
• 처방 : 하수오 15g, 황기 15g, 당귀 15g, 대추 15g, 생강 5g
  이상의 약재를 물로 달여 하루 두 번 복용한다.

▶ **경험방 4**
생강을 얇게 썰어서 탈모된 부위를 문지른다. 하루 1~2회 정도 행하되 한 번 행할 때의 소요시간은 4~5분간이 적당하다. 이 방법으로 두피에 열이 나게 하면서 새 모발이 돋아날 때까지 행한다.

▶ **경험방 5**
고추기름을 탈모부위에 바른다. 하루 여러 번씩 발라준다. 계속 시행하면 모발의 재생을 촉진하는 효과가 있다.

▶ **경험방 6**

상백피 150g을 물로 달여 그 즙을 걸러낸 뒤 병에 담아서 탈모 부위에 매일 여러 번씩 바른다.

▶ **경험방 7**

검은 깨를 까맣게 볶아서 가루로 만든 다음 바세린을 섞어서 탈모부위에 바른다.

07 부위별 모발이 나게 하는 식이요법

연구에 따르면 음식과 모발 생장에는 밀접한 관계가 있는 것으로 드러났다. 그 사례를 소개하면 다음과 같다.

1. 이마 쪽 모발을 무성하게 하려면

이럴 경우는 인공합성으로 만들어진 고당도 식품을 적게 먹어야 한다. 예를 들면 케익이나 냉음료, 초코렛 등이다. 그 대신 신선한 과일이나 채소를 많이 먹어야 한다. 딸기, 배, 살구, 참다래, 수박, 오디, 참외, 감귤, 양파, 무 등이다.

2. 머리 위쪽 부분의 모발을 무성하게 하려면

이때는 지방질 음식을 많이 먹도록 한다. 치즈, 해바라기씨 기름, 미나리, 시금치, 당근과 각종 붉은 색 과일 등이 좋다.

3. 머리 뒤쪽 부위의 모발을 무성하게 하려면

각종 색깔이 짙은 채소와 먹을 수 있는 야생열매나 과일을 많이 먹도록 한다. 그 대신 독한 소주나 위스키, 진한 커피는 머리 뒤쪽 모발에 나쁜 영향을 미치므로 먹지 않는 것이 좋다. 비타민 A, P, E, 그리고 불포화지방산을 섭취하여 모세혈관의 혈액 흐름을 원활하게 해야 한다.

많은 원형탈모증 환자들이 하루 세 끼의 식사를 별로 주의하지 않는 경향이 있다. 날마다 국수나 외식으로 배를 채우며 담배 또한 많이 피운다면 탈모증상은 더욱 더 심해질 뿐이다.

따라서 원형탈모증을 비롯한 각종 모발 문제를 해결하려면 규칙적인 생활과 균형잡힌 음식습관이 무엇보다 중요하다. 평소에 호박이나 유채, 쑥갓 등 푸른 잎 채소를 많이 먹어야 한다. 이들 채소에는 모두 풍부한 비타민 A가 함유되어 있어 탈모증 예방에 도움을 주기 때문이다.

비타민 P는 우리에게 상당히 생소한 비타민이다. 지금까지의 연구 결과 밝혀진 바에 의하면 비타민 P는 모세혈관의 저항력 저하와 모세혈관 투과성의 항진을 방지하는 인자로 알려져 있다. 따라서 류마티즘이나 알레르기, 혈관성 자반병 등에 주로 이용되는 비타민이라고 할 수 있다. 비타민 P는 말초혈관의 혈류를 원활하게 촉진하는 작용이 있어 탈모증의 예방과 치료에 유익한 작용을 한다.

이러한 비타민 P는 감귤껍질 속의 즙에 풍부하게 함유돼 있다. 따라서 감귤 종류의 껍질 속에 들어있는 즙을 직접 탈모 부위에 바르면 혈액순환을 촉진하는 효과가 있다. 특히 감귤의 껍질을 깨끗이 씻은 뒤먹어도 전신의 혈액순환을 개선시킬 수가 있다. 이외에도 비타민 P가 풍부하게 함유돼 있는 식품으로는 오렌지, 메밀, 딸기, 앵두 등을 들 수 있다.

한편 정어리와 꽁치, 고등어, 연어 등 등푸른 생선도 모발의 생장을 촉진시키는 효능이 있다. 등푸른 생선에는 불포화지방산이 많이 함유돼 있기 때문이다. 이들 생선을 먹을 때는 튀긴 것보다 구워서 먹는 것이 좋다. 또 닭 간이나 돼지 간, 소 간, 장어, 당근, 식물성 치즈, 시금치, 쑥갓, 부추, 계란 노른자, 김, 우유, 살구, 아몬드 등에도 불포화지방산이 풍부하게 함유돼 있어 평소 즐겨 먹으면 탈모증 개선에 많은 도움이 될 것이다.

〈자료제공:김재섭 한의원〉

모발이식 센터 & 탈모치료 연구소

FORHAIR

FORHAIR는 모발이식 분야에서 가장 발전된 수술법으로 평가되는 CIT(Cole Isolation Technique) 수술로 유명한 미국 FORHAIR 모발이식센터의 최초 아시아 분원이다.

포헤어 설립자인 John P. Cole 박사는 모발이식에 관한 풍부한 임상경험을 바탕으로 기존 수술법을 답습하기보다 혁신적인 생각과 새로운 시도를 통해 CIT, C2G 수술을 개발하였고 기존 모발이식수술의 단점들을 획기적으로 개선하였다.

지속적인 연구와 발전을 통해 얻어진 FORHAIR의 놀라운 수술 성과는 매년 열리는 모발이식학회에서 전 세계 모발이식 의사들로부터 많은 관심을 받고 있다.

FORHAIR 모발이식센터는 미국에서 체험 가능한 높은 수준의 진료와 수술을 국내 의료진의 정성스런 서비스로 보다 편리하게 경험할 수 있는 곳이다.

CIT(Cole Isolation Technique)

CIT(Cole Isolation Technique)는 가장 진보된 비절개 방식 수술법으로 John P. Cole 박사에 의해 개발된 FORHAIR만의 특별한 모낭채취 이식법을 말한다. 오랜 모발이식의 노하우를 통해 기존 수술법의 한계를 극복할 수 있도록 여러가지 특수 기구를 개발하여 수술에 직접 이용한다. 많은 경험과 노하우가 녹아든 수술법과 수술 기구는 계속 변화하고 개발되어 발전하고 있다.

CIT는 FUE(모낭단위채취법, 흔히 비절개법이라 함) 방식 중 가장 발전된 시술법으로, 절개법으로 생길 수 있는 길고 보기 흉한 뒷머리 흉터를 만들지 않는 것이 장점이다. CIT는 획기적으로 낮은 모낭손상률과 높은 생착률을 나타낸다. CIT 수술의 강점은 모낭 채취와 거의 동시에 이식이 이루어져 모낭의 체외 노출시간을 최소화시킨 점이라 할 수 있다. 고배율 확대경과 특수 고안된 기구를 활용하여 모낭 적출 동안 발생되는 모낭손상률(모낭절단율)을 평균 3% 이하로 낮추었다.

적출된 모낭은 고배율 현미경을 통해 재차 확인, 평가 과정을

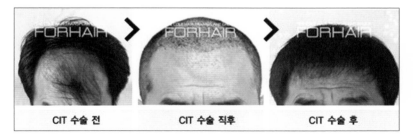

CIT 수술 전   CIT 수술 직후   CIT 수술 후

거쳐서 이식된다. 이렇게 섬세하고 체계적인 수술 과정으로 한결같이 수술하기에 높은 생착률을 자신할 수 있다.

CIT는 수술 결과가 자연스럽다는 것 또한 큰 장점이다. CIT는 절개법의 한계로 지적되는 절제 후 분리 방식이 아니며 모낭의 선별적 채취를 통해 이식 부위 모발의 특성에 맞는 모낭만을 더 섬세하게 찾아낸다. 모낭 단위로 하나씩 굵기와 색깔까지 고려한 섬세한 선별 적출 과정은 더욱 자연스러운 결과로 나타난다.

더불어 모든 이식과정이 식모기가 아닌 슬릿(Slit) 방식으로 진행되기 때문에 정상밀도에 근접한 높은 밀도로 이식할 수 있다. 이식 부위 특성에 맞춰서 하나하나 선별 적출하고 다시 촘촘한 밀도로 이식할 수 있기 때문에 보다 자연스럽게 보인다.

CIT는 경제적이다. CIT는 모낭채취 시 모낭당 모발수가 많은 것을 우선 채취하므로 다른 시술법보다 더 많은 모발을 이식하는 효과로 더욱 풍성한 결과를 나타낸다. 더 적은 모낭수로도 더 많은 모발수를 이식할 수 있다. 보다 적은 공여부(뒷머리) 채취로도 기대했던 결과를 만들 수 있다면 결과적으로 공여부를 더 많이 보존할 수 있고 수술 시간과 비용도 아낄 수 있어 경제적이라고 할 수 있다. 또한 CIT는 수술 후 안면부종이나 통증 등의 합병증이 거의 없어 수술 후 일상생활로 복귀할 만큼 회복이 빠르다.

C2G(Non-shaven CIT)

C2G는 비절개 수술시 모발을 짧게 잘라야 하는 시술적 한계를 완벽히 극복한 수술법이다. 수술 후 전혀 티가 나지 않기 때문에 안심하고 수술할 수 있다. 수술 한 달 정도가 지나면 상처를 흔적조차 찾을 수 없어 수술한 의사 자신도 수술부위를 찾기 힘들 정도가 된다.

수술 직후부터 수술로 인한 모습의 변화가 없어 사회적 지위

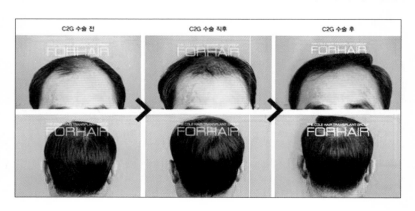

나 직업상의 이유로 커트가 어렵거나, 이전 절개수술 흉터가 노출되는 것이 싫은 경우, 수술로 인한 모습의 변화가 두려울 경우 권하는 수술법이다.

흉터(Scar) 이식

흉터이식에서는 흉터 부위와 원인에 따라 치료법을 달리해야 한다. 외상성, 염증성 흉터의 경우 수술 후 경과가 나빠지는 경우도 있으며 흉터조직의 정도에 따라 생착률이 나쁜 경우도 많다. 결국 정확한 진단과 치료 계획 없는 무분별한 이식으로는 좋은 결과를 기대하기 힘들다.

흉터조직이 큰 경우엔 흉터절제술을 우선 고려할 수 있고, 필요한 경우 생착률을 높이기 위한 Stem cell-PRP 치료가 선행되어야 할 수도 있다.

기존의 모발이 없던 부위라면 자연스런 수염처럼 보이도록 밀도와 모양을 고려해서 이식해야 한다. 기존 절개법으로 인한 뒷머리(공여부) 흉터라면 아주 신중한 접근이 필요하다. 흉터의 너비가 좁고 두피 탄력이 양호하다면 흉터절제술을 먼저 고려할 수 있으며, 탄력이 부족하다면 CIT 수술법으로 주변과 비슷한 밀도로 이식해서 복원할 수 있다.

흉터가 넓은 경우라면 부분적인 흉터절제 후 이식을 고려하는

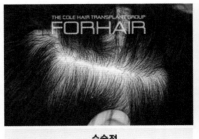 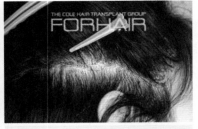

수술전　　　　　　　　　수술후

편이 합리적이다. 뒷머리 흉터는 조직이 단단하고 두꺼워서 이식 후 생착률이 낮을 가능성이 있으므로 단계적 수술법으로 고려해야 하며 한번의 수술로 완전히 회복하려는 욕심으로 인해 되돌릴 수 없는 결과를 만들 수 있다.

공여부 흉터가 넓고 두피 탄력이 양호하지 않은 경우라면 추가적인 절개법을 고려하기보다 CIT 수술법으로 위험을 줄이는 것이 효과적이다.

스마트플랩2(SmartPReP2 APC+) 시술

환자의 혈액을 채취해서 SmartPReP2 APC+ Kit로 고농축의 줄기세포와 성장인자(APC+)를 추출한 후 치료부위에 시술하는 가장 발전된 형태의 줄기세포 PRP(Blood Stem Cell Platelet-Rich Plasma) 치료이다. 고농축된 성장인자와 줄기세포들은 모낭과 주위 조직에 작용하여 모발재생을 촉진시키고 탈모상태를 효과적으로 치료한다. 현재 미국 FDA 승인을 받았으며, 최근 그 효능과 안전성에 대해 많은 논문이 발표되고 있다.

스마트플랩2(SmartPReP2 APC+) 시술의 특징 및 장점

FDA 공인을 받은 기술로 고농축의 고품질 줄기세포 PRP임을 자부한다. 배양과정 없이 무균상태로 진행되어 감염 위험이 없으며, 자신의 혈액을 이용하기 때문에 알레르기, 면역반응 등의 부작용이 없다. 또한 한번의 시술로도 오랜 기간 효과를 기대할 수 있는 것은 물론 시술시간이 짧으며 일상생활에 지장이 없다. 또 시술 후 별도의 관리가 필요 없다.

□ 줄기세포 PRP 시술과정

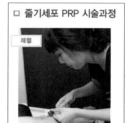

1. 채혈

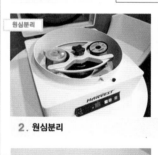

2. 원심분리

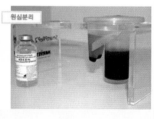

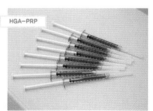

3. HGA-PRP

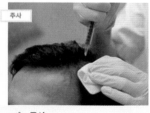

4. 주사

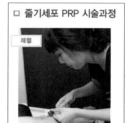

스마트플랩2(SmartPReP2 APC+) 시술의 효과

- 조직재생 촉진 : 모발재생, 수술부위 피부조직재생
- 상처 치유기간 단축 : 수술 상처 회복기간 단축, 공여부 흉터 감소, 수술 후 통증과 부종의 현저한 감소, 수술 후 염증의 감소

www.forhair.co.kr

연세 **엘래수클리닉** 강서점

연세엘래수클리닉 강서점 유종호 대표원장은 엘래수클리닉의 치료의 장점으로 "짧은 치료기간과 경제적인 비용"이라고 설명한다.

이 클리닉에서는 탈모치료를 하기 전 먼저 두피 모발검사로 정확한 원인분석을 통해 적합한 치료를 한다. 진단기를 통한 두피와 모발검사를 실시하여 탈모의 정도와 원인, 모발의 손상 정도를 파악한 후 탈모형태에 따라 유전성 및 다른 동반질환의 유무와 건강상태를 검진한 후 적합한 치료프로그램을 적용한다.

지루성 탈모인 경우가 확실하더라도 다른 스트레스성 탈모나

여러 가지 원인의 탈모가
동반되어 일찍 탈모가 시
작되는 경우도 많기 때문
이다.

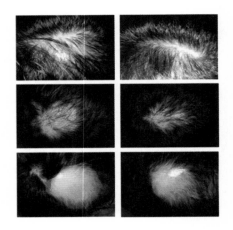

  또한, 발모유도 기존 탈
모치료법에 만족하지 못
했거나 약물치료로 인한
부작용으로 탈모치료를
받기 어려운 사람들을 위한 치료법이 있다. 시술기간이 짧고, 일
상복귀도 바로 가능한 '모자이크 HP 헤어테라피'이다.

  개인의 두피특성에 맞게 탈모 부위에 정확하게 레이저빔을 조
사하여 두피 속의 모낭을 자극함으로써 성장기 모발의 성장을
촉진시키고, 성장기 기간을 연장해 모낭 내 모모세포의 분열, 증
식을 유도하여 모발 개체수 자체를 증가시키는 현존하는 가장
이상적인 탈모증 치료라고 할 수 있다.

  이 치료의 장점은 사이토카인과 PDGF 같은 두피내의 성장인
자가 유도되어 두피 환경을 크게 개선하고 줄기세포, 모낭돌출
세포에도 자극을 주어 모낭주위의 세포재생을 촉진시키고 휴지
기 단계의 모발이 성장기 단계로 전환되도록 해준다.

  뿐만 아니라 체내 호르몬 변화를 일으키지 않기 때문에 약물복

용이 어려운 여성 탈모환자에게 매우 적합한 치료법이며, 타 탈모증 치료와 병행치료를 통해 상승효과를 기대할 수도 있다.

유 원장은 "탈모치료라 하면 더 이상 머리털이 빠지지 않게 하는 치료를 생각하기 쉽지만 빠진 머리털이 다시 자랄 수 있는 환경을 만들어 주는 발모치료가 가장 중요하다"고 강조한다.

탈모치료뿐 아니라 발모를 유도하는 모자이크 HP 헤어테라피 시스템은 여성탈모뿐만 아니라 원형탈모, 스트레스성 탈모에도 효과적이며, 시술 직후 표시가 나지 않고, 5~10분 정도로 시술 시간이 매우 짧아 곧바로 일상생활 복귀가 가능하다.

연세엘래수클리닉 강서점은 '모자이크(MOSAIC)' 레이저를 출시한 루트로닉사의 피부& 미용 레이저 공식 자문의 및 교육 지정 병원이다. '모자이크(MOSAIC)' 레이저는 세계시장에서 앞선 신개념의 피부재생 시스템으로 국내외 개원의사는 물론 유명대학병원 의료진들로부터 차세대를 주도할 피부미용 필수장비라는 찬사를 받고 있다.

유종호 원장은 "조기예방은 쉬우나 일단 진행되면 바로잡기가 매우 힘든 탈모 증세가 나타났다고 느꼈을 때 최대한 빨리 대처하여 적절한 치료를 받는 것이 가장 현명한 선택"이라고 충고한다.

www.gnellechou.co.kr

베스트 탈모클리닉 탐방
리즈 피부과

리즈피부과는 모발이식을 포함한 다양한 탈모치료법을 갖추고 있어, 환자 개개인별로 적절한 치료법을 안내해주며 비교적 낮은 비용으로 치료할 수 있는 것으로 유명하다.

모발이식을 제외하고도 특수자기장치료인 헤어셀, 줄기세포 단백질 치료, 레이저치료, 비타민치료, 메조테라피 등 다양한 비수술적 요법으로 탈모환자를 치료하는 탈모치료전문의원이다. 김택훈 원장은 "시중의 잘못된 정보로 치료효과를 경험하지 못한 환자들은 병원치료에 대한 불신이 커서 탈모가 진행되도 그냥 견디는 경우가 많다"면서 "의학적으로 검증이 된 다양한 치료법들이 있으므로 정확한 진단을 받는 것이 우선"이라고 말한다.

최근 선보인 비절개 모발이식은 기존 절개 모발이식법이 지닌 한계를 크게 보완했다. 기존 절개법 모발이식이 두피의 탄력이나 상처 등으로 인한 부담이 있는 반면, 비절개 모발이식은 두피 탄력에 영향을 주지 않으면서 상처없이 간단하게 시술한다. 이로 인해 절개법과 병행하여 대량으로 모발이식을 하거나, 소량의 모발을 수차례에 걸쳐 이식이 가능해졌다.

최근에 개발된 특수자기장치료는 이식 후 모낭이 빠르고 안전하게 생착할 수 있도록 해준다. 시술 후 입원이 필요 없고 2~3일 정도 부기만 빠지면 일상생활을 할 수 있을 정도로 회복이 빨라 시간이 촉박한 직장인들도 부담을 덜 수 있다.

그러나 모발이식은 수술의 기술적인 측면과 더불어 탈모의 유형이나 이식 후의 자연스러움 등에 있어 상당한 숙련도를 필요로 하기 때문에 숙련된 전문의를 찾는 것이 좋다.

김택훈 원장은 최근의 탈모치료와 관련해 "1990년대 이전에는 의학적으로 검증된 탈모치료법이 없고, 모발이식술도 지금과는 많이 달라 적절한 치료를 하기가 어려웠지만 이제는 다양한 최신기술 도입과 자동모발이식기기 등 수술 장비의 발전 등으로 치료의 만족도가 급격히 증가되었다"며 대부분의 탈모가 치료가능하다고 밝혔다.

그러나 김 원장은 "수술은 신중하게 선택해야 한다"고 강조한다. 이식을 해도 탈모의 진행이 멈추는 것이 아니기 때문에 본인의 유형과 진행속도 그리고 이식 이후의 치료에 대한 대책까지 준비해야 한다는 것이다.

리즈피부과를 찾는 탈모환자는 20~30대의 젊은 직장인들이며 여성환자도 많다. 탈모환자를 치료할 때 모발이식을 비롯해 환자 개인의 특징에 맞는 적절한 치료법으로 환자를 치료한다. 모발이식과 특수자기장치료인 헤어셀, 줄기세포 단백질 치료, 레이저치료, 비타민 치료, 메조테라피 등 다양한 비수술적 요법으로 탈모환자를 치료하고 있으며, 탈모부위를 절개하지 않는 비절개 모발이식으로 수술을 진행한다.

대량으로 모발이식을 할 때는 절개법과 병행하고, 소량의 모발을 이식할 때는 절개를 하지 않는 대신 여러차례에 걸쳐 이식을 한다.

특수자기장치료의 도입 후 수술이 간편해졌는데 이식 후 모낭이 빠르고 안전하게 생착할 수 있도록 해주며 2~3일 정도 수술부위에 부기가 빠지면 일상생활을 할 수 있다. 하지만 이식을 해도 탈모의 진행이 멈추는 것은 아니다.

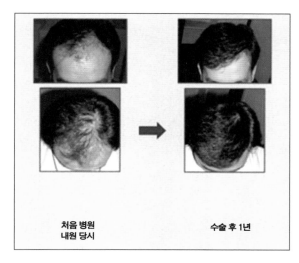

처음 병원
내원 당시

수술 후 1년

김택훈 원장의 목표는 탈모 치료의 발전과 환자들에게 정확한 탈모치료의 지식을 전달하는 것이다. 김원장은 "내원하는 환자의 치료가 최우선이지만, 잘못된 정보로 고통을 겪는 탈모인들에게 적절한 정보를 전달하는 것도 의사의 몫"이라고 강조했다.

www.lizmedi.co.kr

모락 한의원

모락한의원은 강남구 삼성동에서 입소문이 난 탈모전문 한의원이다. 모락한의원은 특히 젊은 층에 많이 나타나는 원형탈모 치료를 잘하는 곳으로 유명하다. 김만재 원장은 "원형탈모는 원인은 분명하지 않지만 일종의 자가면역질환으로 이해되고 있다"며 "이는 혈액 속의 T임파구가 자신의 털을 자신의 몸의 일부로 인식하지 못하고 공격하여 모발의 탈락을 유발하는 것인데 심한 스트레스를 받았거나 갑작스런 환경의 변화 등에 의해서 발생하기도 한다"고 설명했다.

또, "원형탈모증을 앓고 있는 시기가 길수록 크기가 커지는 것은 물론 치료도 쉽지 않아 전문가의 정확한 진단과 치료가 필요한 질환"이라고 강조했다.

이처럼 원형탈모는 후천적인 원인으로 발생하기 때문에 무엇보다 탈모를 일으킨 원인과 내 몸에 맞는 치료방법을 제대로 인식하는 것이 중요하다.

모락한의원은 원형탈모로 고생하는 환자들을 위해 환자 각각의 두피상태와 신체상태를 점검하고 그에 맞는 다양한 탈모치료법을 선보이고 있다.

원형탈모가 신체건강의 불균형으로 발생하는 만큼 몸을 건강하게 하는 치료도 실시하고 있다. 이미 탈모가 진행된 탈모환자나 두피 트러블이 있는 경우에는 치료와 병행하는 것이 좋다.

김만재 원장은 환절기에 치명적인 열성탈모환자의 탈모진행을 막기 위해 수승화강요법을 시행한다. 머리를 서늘하게 하고 몸을 따뜻하게 함으로써 탈모를 막는 것이다.

수승화강요법은 머리는 서늘하게 몸은 따뜻하게 만드는 치료법으로, 원활한 한열순환을 유도해 신체 내부의 질서를 바로잡는다. 김 원장은 "탈모는 약해진 신체가 보이는 경고"라며 "신체의 건강을 바로잡아 탈모 자체를 뿌리 뽑는 것"이라고 설명했다.

수승화강요법의 치료는 모락음과 모락단, 경락면역약침과 산삼

약침으로 이루어진다.

모락음과 모락단은 환자의 체질에 맞는 한약이다. 수승화강을 도와 건강한 몸 상태를 만들고, 발모를 촉진시킨다. 산삼약침은 산양산삼을 제조한 약침으로, 면역력을 향상시켜 면역력 체계의 파괴로 일어난 탈모인자를 직접 치료하여, 재발을 방지한다.

여기에 치료받는 환자들에게 올바른 식습관과 충분한 수면을 취할 수 있도록 도와주는

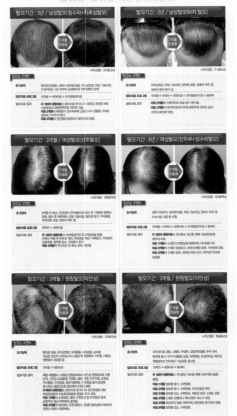

규칙적인 식생활을 짠 식단과 생활 습관표를 나눠준다.

모발 성분의 95% 이상이 케라틴과 단백질로 이루어졌기 때문에 우유, 계란, 해조류 및 야채류 등으로 충분한 영양 공급을 해

주는 것이 좋으며 두피의 혈액순환이 나쁘면 탈모증이 발생되므로 습관적으로 두피를 마사지 하는 것도 탈모를 예방하는 좋은 방법이다.

　모락한의원이 다른 한의원과 차별되게 탈모를 치료하는 가장 큰 특징은 탈모의 치료를 머리카락과 두피치료에만 국한하지 않고, 오장육부의 불균형을 개선하는 방식으로 탈모의 완치율을 높이는 것이다. 김 원장은 환자 개개인의 체질과 병증 상태에 따른 1:1 맞춤진료로 손상된 두피뿐만 아니라 근본원인까지 치료하는 것이 장점이라고 강조했다.

www.morakmorak.com

탈모치료 베스트 한의원 탐방

모생 한의원

모발관리 전문 한방병원인 역삼동 모생한의원의 이해민 원장은 탈모환자들을 수년간 치료하면서 탈모를 예방하고 모발을 돋게 하는 '모생환(毛生丸)'을 개발해 탈모환자들을 치료한다.

특히 모발이 가늘어지기 시작하는 사람들에게 효과가 큰 것으로 드러나면서 모발이식이나 양약처방에 거부감이 있는 탈모환자들의 관심을 끌고 있다.

이해민 원장은 '모생환(毛生丸)'에 대해 "공개 모집한 탈모환자들을 대상으로 한약재료의 쌍화탕 성분을 바탕으로 만든 '모

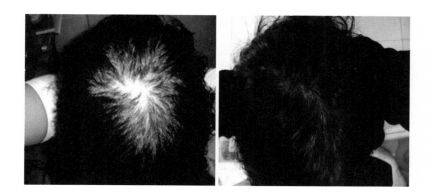

생환'을 처방한 결과 탈모예방은 물론 발모촉진 효과가 있었다"
고 말한다.

'모생환(毛生丸)'은 한의학적으로 인체의 균형을 맞춰주는
쌍화탕 처방에 오미자, 녹용, 하수오, 숙지황 등의 한약재를 추가
로 넣어 개발했기 때문에 발모를 돕는데 효과적이고, 두피의 열
을 다스리고 영양을 공급하는 한편 노폐물과 잡균을 제거해 모
공을 깨끗이 만들어 준다.

또 최근에는 경희대 한의대를 다닐 때부터 연구한 몇 종류의
한약재를 넣어 유황과 참기름, 석창포 등을 원료로 한 바르는
'모생 에센스'를 만들었다.

과로, 과음, 스트레스로 몸의 기가 빠져나가면 두피가 건조해
지면서 탈모가 진행되는데 모생 에센스는 신체에 진액을 보충
하고 노폐물을 빼내 두피 보호와 발모를 유도하게 된다는 게 이

원장의 설명이다.

모생 에센스는 모공을 깨끗이 해주는 역할로 모생환의 효능이 두피로 전달되는 힘을 배가시켜 약효를 오래 지속시켜주는 역할을 한다.

이 원장은 "모생환과 모생 에센스를 동시에 이용해 치료를 받으면 2~3주에 탈모량이 눈에 띄게 줄어들기 시작하면서 2~3개월 후부터는 모공에 솜털이 나기 시작한다"면서 "탈모율이 10~5% 내외의 가벼운 증상은 6개월 이내, 증상이 심할 경우도 1년 정도면 탈모방지와 발모효과까지 함께 볼 수 있다"고 말했다.

www.mossaeng.com

명약은 있는가?
탈모치료제의 현황

탈모는 여러가지 원인에 의해 머리카락이나 체모가 소실되는 현상으로, 정상적으로 털이 존재해야 할 부위에 털이 없는 상태를 말한다. 정상인의 경우에도 1일 70~80개 정도 탈모가 일어나나, 1일 100개 이상의 탈모가 일어날 때 탈모의 시작으로 본다. 이 경우에는 육안으로 파악이 가능하다.

탈모의 원인에는 유전적 요인, 잘못된 식생활, 스트레스, 지루성 비듬, 내분비 이상 등이 알려져 있으며 안드로겐성 탈모증, 원형탈모증, 생장기 탈모증, 휴지기 탈모증 등이 있다.

가장 일반적인 남성형 탈모는 두피에 국한돼 발생되며 모낭의 크기가 점점 작아짐으로써 짧고 가느다란 모발을 생성해 탈모가 진행된다. 남성형 탈모는 남녀 모두에서 발생하며, 남성이 탈모 시작연령이 빠르고 증상도 심각하다.

또 하나의 대표적인 탈모 증상인 원형탈모는 두피를 포함해 신체의 모든 부위에서 발생할 수 있다. 남녀 모두에게 나타나는 경향이 있으며, 청년이나 소아의 발병빈도가 높다. 원형탈모는 적절한 처치로 대부분 1년 이내에 회복되지만 재발되거나 보다 심각한 정도로 악화되기도 하며 드물게는 모발과 체모가 완전히 소실되는 경우도 있다.

이밖에 분만이나 심각한 스트레스와 같이 모발성장 과정 중의 휴지기(休止期)에 많은 수의 모발이 도달됨으로써 발생되는 휴지기 탈모, 기계적 자극이나 잦은 샴푸, 고온의 헤어드라이어 사용 및 머리카락을 뽑는 습관으로 인해 발생되는 외상성 탈모, 염색약·퍼머나 항암화학요법·방사선 치료 등 특정약물에 기인한 화학적 탈모 등이 있다.

  탈모증은 질병은 아니지만 자신감 상실, 신체적 노쇠 실감, 대인 기피 등 삶의 질을 저하시키므로 삶의 질을 중요하게 여기는 현대인에게 있어서 반드시 치유해야 할 증상으로 손꼽히고 있다.

01 탈모치료제의 현황

  현재까지 국내에 발모제로 허가를 받은 의약품에는 안드로겐성 탈모증을 위한 제제로 두피에 적용하는 외용제, 경구로 복용하는 내복용 제제가 있으며, 원형탈모증을 위한 제제로 스테로이드 호르몬 성분을 주성분으로 해 두피에 적용하는 외용제와 주사제가 있다.

  남성형 탈모치료제로 의사의 처방이 있어야만 구입할 수 있는 전문약인 피나스테리드와 두타스테리드는 남성에게만 사용이 가능하다. 이들 약물은 경구로 복용하며 테스토스테론을 더 강력한 디히드로테스토스테론으로 전환시키는 5-알파환원효소를 저해하는 작용을 나타낸다. 미녹시딜은 두피에 바르는 외용약으로 남녀 모두가 사용할 수 있는 일반약이다.

  피나스테리드는 미국 식품의약국(FDA)이 승인한 최초의 대머리 치료 전문의약품으로 발모 및 탈모방지 효과가 뛰어나지만, 100명 중 1~

2명 꼴로 성욕감퇴와 발기력 저하 등의 부작용이 나타나는 것이 약점으로 지적된다. 약물은 계속 복용해야 하며, 만약 중단하면 새로 난 굵은 머리털도 6개월 내에 다시 가늘어지면서 짧은 솜털로 바뀌게 된다.

미국 FDA가 공인한 또 하나의 치료제인 미녹시딜은 처방없이 약국에서 구입할 수 있는 일반약으로 1일 2회 머리에 바르는 약이며 부작용은 거의 없다. 대머리를 완벽하게 치료하는 발모제는 아니고 효과가 제한적이다. 미녹시딜은 가느다란 모발이 보이는 초기에 시행하는 것이 좋지만, 완전히 탈모가 진행된 사람에게는 만족할 만한 결과를 얻기가 어렵다. 미녹시딜은 심장혈관계 질환이 있는 환자, 특히 저혈압 환자는 피하도록 하고, 염 및 수분저류, 부종, 심낭삼출, 심막염, 전색, 빈맥, 협심증 등의 전신작용을 유발할 가능성이 있으므로, 이러한 전신작용이 일어나는가를 관찰하여야 하며, 전신부작용이 발생하면 사용을 중지하여야 한다.

체액저류 및 부종은 필요시 이뇨제로 치료할 수 있으며, 빈맥 및 협심증은 아드레날린 차단제나 교감신경억제제로 조절할 수 있다. 기타 경구용 복합제로 판토텐산칼슘, 감초가루, 세파란친, 메조-이노시톨 헥사 니코틴산에스텔, 아데콘말, 아리메진산을 함유하고 있는 일반약은 비강성 탈모증 및 원형탈모증에 효과적이다.

02 탈모치료제의 종류

1. 피나스테리드(finasteride)

피나스테리드는 미국 FDA로부터 유일하게 승인받은 세계 최초의 먹는 남성형 탈모치료제다. 미국계 제약회사 머크가 개발한 프로페시아가 오리지널 제품으로 지난 2000년 국내에 출시됐다. 이후 특허 소송을 거치면서 국내 제약사들의 제네릭 출시가 이어져 시장경쟁이 한층 가열된 상황이다.

주성분인 피나스테리드 1mg은 제2형 알파-환원요소를 저해해 혈중 및 두피의 DHT(Dihydrotestosterone)의 수치를 감소시키는 작용기전을 갖고 있다. DHT 수치의 감소는 두피 모낭이 축소되는 것을 막아주고, 축소된 두피모낭을 정상화해 건강한 모발이 자라도록 도와준다.

이 성분은 원래 양성전립선비대증을 치료하기 위해 개발되었으나, 연구과정에서 모발의 성장을 촉진시킬 수 있다는 점이 밝혀지면서 탈모치료제로 쓰이게 되었다. 5-알파환원효소가 테스토스테론과 만나면 탈모를 일으키는 디히드로테스토스테론으로 변하는데, 이 약은 5-알파환원효소를 억제하여 디히드로테스토스테론의 농도를 감소시킴으로써 탈모를 억제한다.

테스토스테론이 남성호르몬이므로 남성 전용으로 사용되며, 여성이 복용하는 것은 금하고 있다. 신체적인 열등감을 유발하기도 하는 대머리를 치료한다는 점에서 행복을 만들어주는 알약이라는 의미의 해피메이커로 불리기도 하며, 삶의 질을 향상시키는데 기여한 20세기의 신약 가운데 하나로 평가받기도 한다.

국내에서는 한국MSD 프로페시아정을 비롯해 한미약품 피나테드정, 중외신약 모나드정, 국제약품 알로페시드정, 동국제약 알로펙정, 제일약품 모나필정, 한국유나이티드제약 유나시아정, 유한양행 페로시아정, 한올바이오파마 헤어그로정, 태평양제약 피나필로정, 진양제약 모나리드정, 삼일제약 리드페시아정, 신풍제약 바로피나정, 명문제약 다모케어정, 대웅제약 베아리모정 등 다수의 제품이 발매되고 있다.

1) 작용기전

남성호르몬인 테스토스테론은 일차적으로 남성의 고환에서 생성되지만 부신에서도 생성된다. 이때 간에서 생성된 성호르몬결합 글로불린은 대다수의 테스토스테론을 결합하여 혈류를 통해 전신으로 이동시키고 테스토스테론이 인체에서 빨리 없어지는 것을 방지하며 오랫동안 수명을 유지하는 역할을 한다. 그러나 성호르몬결합 글로불린과 결합을 하지 않은 테스토스테론은 인체 여러 곳으로 퍼지면서 세포안으로 들어가게 된다.

그 중 두피 또는 전립선으로 들어가면서 5-알파환원효소에 의해 더욱 강력한 작용을 하는 디히드로테스토스테론으로 전환하게 된다. 즉 5-알파환원효소는 테스토스테론을 디히드로스테스토스론으로 전환시키면서 테스토스테론의 남성작용을 더욱 증폭시키는 역할을 한다. 디히드로테스토스테론은 두피 모근의 모모세포의 단백질 합성을 억제하여 탈모를 일으키며 체모의 발모를 촉진하거나 가는 털을 굵은 털로 바꾸는 작용을 한다.

그러므로 디히드로테스토스테론의 전환에 관련되는 5-알파환원효소가 유전적으로 과잉이라면 머리는 대머리로 변하게 되지만 정반대로 몸의 털은 더 굵은 털로 바뀌어질 수 있다. 이는 탈모의 원인 중 남성호르몬이 체모의 발생과 매우 깊은 관련을 가지고 있기 때문이다. 특히 모발의 성장과 발육에 필요한 에너지의 생성을 남성호르몬이 방해하여 모근을 에너지 부족으로 만든다. 특별히 앞머리 부분과 머리의 중간부에 있는 머리카락의 성장을 억제한다.

사람의 피부는 남성호르몬의 대부분을 차지하는 테스토스테론 등을 디히드로테스토스테론으로 전환시켜 테스토스테론 보다 훨씬 강력한 모낭자극작용을 가지고 있기 때문이다. 피나스테리드는 디히드로테스토스테론으로 전환시키는 5-알파환원효소를 억제하여 탈모를 방지하는 작용을 한다.

18~41세의 남성 1,879명을 대상으로 한 2년 동안의 임상실험 결과 83%에서 탈모방지 효과를 보았고, 66%에서 발모현상이 보이는 등 효능이 입증되어 1997년 12월에 미국 FDA(Food and Drug Administration : 미국식품의약국)로부터 최초의 먹는 탈모치료제로 승인받았다. 치료효과를 보기 위해서는 지속적으로 복용하여야 하며, 복용을 중단하면 몇 달 뒤에는 다시 탈모가 진행되는 것으로 알려져 있다.

2) **용법 용량**

피나스테리드는 18~41세의 성인 남자가 1일 1회 1정(1mg)을 식사와 무관하게 복용하면 된다. 일반적으로 3개월 이상 복용해야 치료효과를 볼 수 있으며, 복용을 중단하면 12개월 이내에 치료효과가 사라지게 된다.

이 약을 복용 중인 남자환자가 유방에 멍울이 만져지거나 커지는 현상 및 통증, 유두에서의 분비물이 나오는 등 유방의 변화가 있을 경우에는 즉시 의사에게 보고해야 한다. 또한 간에서 광범위하게 대사되기 때문에 간질환을 앓고 있거나 간기능 이상이 있는 경우에는 사용에 주의해야 하고, 복용 중 발기부전과 성욕감퇴가 발생할 수 있으며 일부 환자에서는 사정량이 감소할 수 있다.

특히 임산부의 경우 이 약 복용으로 장내 흡수가 이뤄질 경우 남성태아의 비정상적인 생식기 발달을 초래할 가능성이 있으며, 폐경기 이후의 여성에게는 탈모 개선효과가 없는 것으로 나타나 모든 연령층의 여성에게 추천되지는 않는다.

2. 두타스테리드

글락소 스미스클라인의 전립선 비대증 치료제 아보다트 연질캡슐(성분명 : 두타스테리드)이 2009년 성인남성 탈모치료제로 국내에서 새로운 적응증을 추가했다. 이는 전 세계에서 처음이다. 2010년 12월 다수의 아보다트 제네릭이 출시됐지만 아직까지 탈모증치료 적응증은 승인받지 못했다. 두타스테리드 0.5mg은 성인남성(만 18~41세)의 남성형 탈모에 사용된다.

1) 작용기전

아보다트는 테스토스테론을 DHT(디히드로테스토스테론)로 전환시키는 5-알파환원효소의 제1형과 제2형 동종효소를 모두 억제해 DHT를 감소시키는 유일한 5-알파환원효소 억제제로, 기존의 5-알파환원효소 억제제는 2형 효소만 억제하는데 비해 아보다트는 1형과 2형을 모두 억제하는 작용을 한다.

DHT는 전립선 성장의 주요 원인으로 전립선 비대증의 발병과 진행에 중요한 역할을 하는 호르몬이다. 따라서 전립선 비대증 치료제로서의 아보다트는 알파차단제와는 달리 전립선 크기를 줄여줘 증상 개선뿐 아니라 근본 치료가 가능하다. 또한 DHT는 남성형 탈모의 주요 원인이기도 한데, 두피에는 특히 1형 5-알파환원효소가 주로 존재하기 때문에 아보다트는 탈모치료에도 좋은 효과가 기대된다.

2) 복용법

두타스테리드는 18~41세 성인남자의 경우 1일 1회 1캡슐(0.5mg)을 식사와 무관하게 복용하면 되며, 캡슐에 충진된 내용물에 노출될 경우 구강 인두점막을 자극할 수 있으므로 캡슐을 열지 말고 통째로 삼켜 복용해야 한다.

이 약 복용시 성기능장애, 소화불량, 위장관의 불쾌감, 두통이 발생할 수 있고, 복용하는 동안 사정량이 감소할 수 있으며, 신장이나 간 질환을 앓고 있거나 신장 또는 간기능 이상이 있는 경우에는 사용에 주의해야 한다. 임신을 계획하고 있는 성인 남성의 경우에도 이 약이 생식기능에 영향을 줄 수 있으므로 신중히 투여해야 한다.

두타스테리드를 임산부에게 투여할 경우 남성태아의 비정상적인 생식기 발달을 초래할 가능성이 있으므로 절대 복용하지 말아야 하며 파손된 캡슐내 내용물과 접촉할 경우 접촉 부위를 즉시 물과 비누로 세척해야 한다.

3. 미녹시딜(Minoxidil) 외용액

미녹시딜은 원래 혈관확장제로서 일부 고혈압 치료에 사용되어 왔다. 그러다가 1977년 고혈압 치료를 위해 미녹시딜을 1개월 이상 경구 투여한 모든 환자들에게서 전신적인 다모현상이 발생하였다고 처음 보고되었다. 1980년 남성형 탈모증을 동반한 혈압환자에게서 미녹시딜을 경구투여한 후 탈모 부위에서 모발이 성장하였다고 보고되었다.

이후 많은 학자들에게서 탈모증 환자에게 미녹시딜을 국소도포하여 탈모 부위에 모발이 성장하였다는 보고가 이어지면서 미녹시딜의 국소도포 외용액이 탈모증 치료에 이용되기 시작하였다. 그 후 미녹시딜은 탈모증 치료에 효과가 있음이 인정되어, 1988년 미녹시딜 2% 용액은 미국 식품의약국(FDA)의 승인을 통과하게 되었다. 국내에서는 1986년 3월 대한피부과학회와 현대약품의 공동연구 사업의 일환으로 임상시험을 실시하여 미녹시딜 국소도포제가 남성형 탈모증과 원형 탈모증에 현저한 치료효과가 있다는 연구결과를 발표하였다.

현대약품은 1988년 마이녹실 3%(미녹시딜 3% 제제)를 국내에 처음 출시하였고, 식약청은 외국과 달리 1988년 발매초기 미녹시딜제제에 대해 일반의약품으로 승인하면서도 대중광고를 금지시켰으나, 2005년 17년만에 그 규정을 완화하여 많은 탈모증 환자들이 보다 쉽고 편리하게 제품을 접할 수 있도록 하였다.

미녹시딜은 함량에 따라 2%와 3%는 남성·여성 모두 사용 가능하지만, 5%는 남성만 사용 가능한 제품이다. 현대약품 마이녹실액 2%·3%·5%·마이녹실겔 5%·마이녹실 레이디액, 한미약품 목시딜액 3%·5%, 동성약품 동성미녹시딜액 2%·3%·5%, CJ제일제당 스칼프메드 2%·3%·5%, 동아제약 카필러스액 2%·5% 등이 대표적이다. 또한 삼일제약 리드녹실액 5%, 중외신약 마이딜액 2%·3%·5%, 고려제약 케어모액 5%, 나노팜 나녹시딜액 2%·3%·5%, 고려제약 케어모액 5%, 동광제약 백일후애액 2%·3%·5%, 넥스팜코리아 닥터방스카파시딜액 5% 등이 시중에서 판매 중이다.

1) 약리작용

미녹시딜의 약리작용은 두피 혈류량 증가, 국소 도포시 국소 자극에 의한 발모효과, 면역기능 정상화 및 모낭세포의 분열 촉진이다. 그중 가장 중요한 기전은 두피 혈류량증가에 따른 발모효과와 혈관이완 작용에 따른 두피의 순환 및 모낭 주위의 모세순환 자극이라 할 수 있다.

또한 미녹시딜의 모발성장촉진 기전은 현재까지 명확히 밝혀져 있지 않으나, 가장 많이 언급되는 기전은 미녹시딜이 활성대사산물인 황산 미녹시딜(minoxidil sulfate)로 대사되어 포타슘채널(potassium channel)을 열어 세포내 칼슘농도를 낮춘다는 것이다.

모낭배양실험에서 칼슘 존재시 모낭의 성장이 표피성장인자 (epidermal growth factor)에 의해 억제되므로 미녹시딜에 의한 칼슘 농도 저하는 표피성장인자에 의한 모낭성장 억제효과를 저해한다고 추측된다. 황산 미녹시딜로의 전환은 주위표피나 진피보다 모낭에서 훨씬 높게 일어난다. 다른 기전으로는 미녹시딜이 혈관내피성장인자 (vascular endothelial growth factor)와 그 수용체의 발현을 증가시켜 결과적으로 혈관생성과 생장기를 촉진하는 것으로 알려져 있다. 반면, 최근의 연구에 의하면 미녹시딜이 혈액공급이 없는 모낭배양에서도 모발성장을 촉진하였다고 한다. 또한 모유두(dermal papilla), 모구 (bulb), 외측모근초(outer root sheath), 모낭주위 섬유세포 등에서 DNA 합성을 촉진시키는 것이 관찰되기도 하였다.

이러한 작용들은 생장기의 연장과 연모에서 성모로의 전환을 돕는 효과로 나타난다. 많은 임상연구 결과에 의하면 미녹시딜은 50% 이하 의 환자에서만 효과가 있는 것으로 보고되었다. 임상적으로 미녹시딜 은 피나스테리드로 주목할 만큼의 효과가 나타나지 않는 경우에도 남 성형 탈모의 진행을 정지시키거나 완화시킬 수 있었다. 모발성장 효 과는 모든 연령에서 모두 나타나지만 40세 이하에서 더욱 효과적이다.

2) 사용법 및 효능

미녹시딜 외용액은 남성과 여성 성인에게 사용할 수 있는 남성형 탈모 치료제로 5% · 3% · 2% 제제가 있다. 5% 외용액은 남성에게만 사용 가능하며 2 · 3% 용액은 남성과 여성에게 모두 사용할 수 있다. 여성에게 5% 제제를 사용할 경우에는 두피 이외에 얼굴, 팔, 다리부위에 털이 나는 심각한 다모증이 흔하게 보고된 바 있어 여성환자에게는 2 · 3% 용액만 사용할 수 있다. 또한 18세 미만의 소아 또는 55세 이상 환자에 대한 안전성과 유효성은 확립되지 않아 사용할 수 없다.

현대약품 마이녹실은 액제와 겔제로 나누고 액제는 3% · 5% · 5% 쿨멘톨향이 있고 겔제는 5%가 있다. 3%는 남성형 탈모증을 가진 여성, 탈모 초기, 탈모의 유전적 소인이 많은 사람의 탈모예방, 5% 제품으로 효과를 본 후 유지하고자 하는 사람 및 5% 사용시 피부자극이 있는 사람을 대상으로 한다. 5%는 남성에 한하며, 기존의 미녹시딜 제제로 효과를 보지 못한 사람, 빠르게 효과를 보고자 하는 사람을 대상으로 한다. 액 5% 쿨멘톨향은 기존 액 5%에 토코페롤, L-멘톨 성분을 추가하여 미녹시딜의 탈모예방 및 발모효과를 보다 효과적으로 보완한 프리미엄 제품으로 사용시 끈적임이 없다. 겔 5%는 국내 최초로 개발된 겔 타입 제품으로 히드록시프로필 베타덱스 성분으로 미녹시딜의 두피 침투력을 강화시켰으며 겔 타입이라 흘러내림이 없어 탈모 정도가 심할 경우 사용하기 용이하다.

1986년 대한피부과학회지 제124권 제2호에 의하면, 카톨릭의대 외

총 17개 대학병원 또는 종합병원 피부과에서 1985년 10월부터 1986년 3월까지 6개월간 총 382명(남성형 탈모증 298명, 원형탈모증 84명)을 대상으로 임상시험을 하였다. 그 결과 남성형 탈모증 환자 273명에 미녹시딜 국소 도포용액을 16주 도포한 후 3% 용액 도포군은 76.7%의 치료효과를 나타냈다. 원형탈모증 환자 80명에 미녹시딜 국소 도포용액을 16주 도포한 후 3% 용액 도포군은 80%의 치료효과를 나타냈다. 또한 도포가 길수록 치료효과가 상승됨이 관찰되었다.

미녹시딜 외용액은 모발과 두피를 완전히 건조시킨 후, 이 약 0.5~1㎖(1㎖은 약 25방울)를 1일 2회(아침, 저녁), 최소 4개월 동안 환부에만 도포하며 1일 총 투여량이 2㎖를 초과하지 않도록 해야 한다.

미녹시딜 외용액 포장에는 보통 나누어 사용할 수 있는 작은 용기와 스프레이 또는 스포이드가 포함돼 있으며, 스프레이로 사용할 경우에는 환부에 3~5회 분무한 후, 가볍게 맛사지하고, 스포이드를 사용할 경우에는 스포이드로 지시된 용량을 취해 환부에 골고루 떨어뜨린 다음 가볍게 맛사지해 도포한다.

미녹시딜 외용액 바르는 것을 잊은 경우 다음 날 2배의 용량을 사용하지 않고 그대로 해당일의 용량만을 도포해야 한다.

미녹시딜의 탈모 치료효능은 두피의 혈관 확장작용으로 모발의 성장주기를 정상화시킴으로써 남성형 탈모에서 나타나는 소형모낭을 복구시키는 것으로 알려져 있다.

미녹시딜 외용액은 일반적으로 도포를 시작한 지 약 4개월 후에 색상이 옅고 부드러우며 가늘지만 뚜렷한 모발의 성장이 나타나기 시작

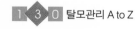

해 치료를 지속함에 따라 두피의 다른 모발과 유사한 색상과 굵기로 대체된다. 투여를 중지할 경우에는 치료기간 동안 나타났던 모발성장은 소실돼 6개월 이내에 치료 시작 시점으로 돌아가며 탈모과정이 진행된다.

3) 첫 사용시 고려사항

미녹시딜을 사용하기에 앞서 자신의 탈모 양상을 확인해야 한다. 또한, 심혈관계 질환(협심증, 심근경색, 부정맥, 울혈성 심부전, 심장판막 질환, 고혈압, 저혈압) 환자는 사용할 수 없으며, 임부·수유부도 사용 금지돼 있으므로 자신의 병력과 건강상태를 고려해야 한다.

이 약의 사용 중 발진, 발적, 가려움 등 알레르기 증상이 나타나는 경우 및 가슴통증, 심박동의 증가, 어지러움, 손발의 부종, 피부가 붉어지거나 자극이 있는 경우에는 사용을 중지하고 의사 또는 약사와 상의해야 한다.

이 약의 사용으로 인해 초기에는 일시적으로 탈모가 증가될 수 있으나 2주 이상 지속될 경우에는 사용을 중지하고 의사 또는 약사와 상의해야 한다.

4) 사용금기

미녹시딜 외용액은 갑작스럽게 부분적으로 탈모되는 환자 또는 원인을 모르는 탈모나 두피에 피부질환이 있거나 일광화상(햇빛의 과다한 노출에 의한 화상)을 입은 경우 등 두피에 이상이 있는 환자는 사용하지 말아야 한다. 2% · 3% 외용액은 출산과 관련된 탈모 여성환자의 경우에는 사용하지 말아야 한다.

또한 ▲특정 약물 특히 화학요법제에 의한 탈모 ▲철분 결핍, 과량의 비타민 A 섭취에 의한 탈모 ▲갑상선기능저하증이나 두피에 흉터를 유발하는 질환에 의한 탈모 ▲두피에 흉터 또는 깊은 화상을 유발하는 모발관리제품, 모발을 땋는 등의 손질, 지속적인 남성호르몬 사용에 의한 탈모 ▲10년 이상 동안 장기간 지속된 탈모 등의 경우에는 효과가 없으므로 사용하지 말아야 한다.

고혈압 환자로서 현재 혈압강하약을 복용하고 있는 환자나 저혈압 환자, 유전적 요인이 있는 탈모 환자라 하더라도 18세 미만인 경우와 임부 · 수유부는 사용하면 안 된다.

5) 주의사항

미녹시딜 외용액을 사용하기 전에는 반드시 두피의 건강상태를 확인해야 한다. 만일 환부가 벗겨지거나 피부염 소견이 있거나 건선 같은 상태일 경우에는 두피가 완전히 회복될 때 까지 사용을 보류해야 한다.

두피에 붉은 반점이 생겼거나 염증 또는 감염이 발생한 경우 또는 통증이 있거나 건선, 일광화상이 발생한 경우에도 이 약을 사용하지 말아야 한다.

지시된 용량 이상을 사용하거나 자주 사용한다고 해서 증상이 빠르게 좋아지지는 않으며 부작용이 증강될 수 있기 때문에 정해진 용법·용량을 지켜야 한다.

이 약은 반드시 외용으로만 사용해야 하고, 두피 이외의 부위에는 사용하지 말아야 하며 약액을 바른 후, 최소한 4시간 동안은 유지하도록 해야 한다. 수영장 이용시에는 도포 후 4시간이 지난 후에 깨끗이 씻어내고 들어가도록 한다.

이 약 사용 중에 퍼머넌트 또는 염색을 할 수 있으나 시술 전에 약액을 완전히 씻어내야 한다.

헤어제품은 이 약을 바른 뒤 완전히 마른 후에 사용해야 하며, 이 약의 건조를 촉진시키기 위해 헤어드라이어를 사용하지 말아야 한다. 또한, 저녁에 사용할 때는 이 약이 건조될 수 있도록 취침 2~4시간 전에 사용해야 하고, 사용한 후에는 손을 깨끗이 씻어야 하며 만일 실수로 벗겨진 피부나 눈 또는 귀의 점막 등 민감한 부위에 노출된 경우에는 즉시 물로 씻어내야 한다.

6) 부작용

미녹시딜 외용액 사용과 관련해 발생할 수 있는 가장 흔한 부작용은 도포부위의 가려움증과 자극감이다. 여성의 경우에는 두피 이외에 얼굴, 팔, 다리 등에 털이 나는 다모증이 나타날 수 있다. 때때로 설사, 구역, 구토 등의 소화기계 증상과 기관지염이나 호흡이 짧아지는 등의 호흡기계 부작용이 발생할 수 있다.

이 약의 사용 중 발진, 발적, 가려움 등 알레르기 증상이 나타나는 경우 및 가슴통증, 심박동의 증가, 어지러움, 손발의 부종, 피부가 붉어지거나 자극이 있는 경우에는 사용을 중지하고 의사 또는 약사와 상의해야 한다. 이 약의 사용으로 인해 초기에는 일시적으로 탈모가 증가될 수 있으나 2주 이상 지속될 경우에는 사용을 중지하고 의사 또는 약사와 상의해야 한다.

7) 사용시 주의 약물

미녹시딜 외용액은 환부에 스테로이드 연고·크림제, 레티노이드 제제, 바셀린, 디스라놀 같은 외용제를 함께 사용할 경우에는 이 약의 피부를 통한 흡수를 증가시킬 수 있다.

고혈압 환자로서 혈압을 조절하기 위하여 구아네치딘 등 혈관확장제를 장기복용하는 환자의 경우에 이 약을 사용하면 두피로부터의 흡수로 인해 기립성 저혈압을 일으킬 수 있다.

4. 경구용 탈모증 일반약

1) 세파란친·감초 등 복합제

세파란친·감초 등 복합제는 두피의 혈액순환을 개선시켜 모발의 성장을 촉진하고 탈모를 방지한다. 이들 제품군은 감초가루, 세파란친, 알리메마진, 아데콘말(염산치아민, 리보플라빈, 염산피리독신, 아스코르빈산, 니코틴산아미드), 니코틴산이노시톨, 판토텐산칼슘 등으로 구성되어 있다.

감초(글리시리진산)는 전통적으로 한방에서 모발의 영양공급이나

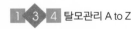

성장에 효과가 있다고 알려져 있는 생약성분 중의 하나로 모발의 영양공급이나 발육에 중요한 역할을 담당하는 모구에 직간접적으로 작용하여 두피의 혈액순환을 촉진시켜 주고 무기질 세포의 세포분열을 촉진시켜 모근을 되살리는 작용을 한다. 또 탈모를 방지하고 모발의 성장을 유도하는 작용을 가지고 있으며 퇴화되거나 비어있는 모낭에서 점진적으로 모근형성을 유도하여 새로운 모발이 성장할 수 있도록 하는 작용을 한다.

세파란친(Cepharanthine)은 방기과(Menispermaceae)에 속하는 백약자(Stephania cepharantha Hayata)의 생약뿌리로부터 추출한 Bisbenzylisoquinoline alkaloid로 특히 남성호르몬(androgen)의 과다 분비에 의한 탈모증의 치료에서 모발의 성장을 촉진하고 탈모를 방지하는 작용을 하는 동시에 두피의 소양증을 치료하여 두피 보호작용을 강화시키는 역할을 한다.

주석산 알리메마진(Alimemazine tartrate)은 항히스타민약으로 담마진, 소아 스토로풀스, 습진, 피부의 방양성질환, 기타 알레르기 질환에 가장 많이 사용되는 약물로, 항히스타민 작용과 더불어 항아드레날린 작용, 항아세틸콜린 작용 등을 나타내 두피의 염증을 치료한다. 또 비듬이나 피부염이 생기지 않도록 하고 말초혈관확장작용으로 두피의 혈액순환이 원활하게 되도록 하는 작용을 한다.

기타 각종 비타민 성분들은 생체내에서 탄수화물, 지방, 단백질 대사계와 생화학적 반응에 보효소로 작용하므로 인체의 정상대사, 성장 및 유지, 조직재생에 필요한 중요한 성분이다. 그 중에서 특히 필수 비타민 B군과 비타민 C는 근육에너지 활성화로 피로회복을 촉진시키고 혈관확장작용으로 말초혈액순환을 개선하여 두피 혈관의 혈류량을 개선하며 말단부위까지 산소 및 영양분을 원활히 공급하여 발모촉진을 유도하는 작용을 한다.

국내에 출시된 원형탈모증 및 지루성 피부염에 의한 탈모증 치료제 일반약으로는 현대약품 마이녹실정, 동아제약 카필러스정, 태전약품이 판매하고 있는 코오롱제약 드로젠정, 태극제약 모바린정, 중외신약 마이딜에스정 등이 있다.

① 복용법
알리메마진, 아데콘, 세파란친, 감초 및 비타민을 함유한 복합제는 1일 2~3회, 2정씩 복용한다.

② 사용상 주의사항
이들 제품은 혈압이 높은 환자나 고령자, 심장이나 신장에 장애가 있는 환자, 부종이 있는 환자, 의사의 치료를 받고 있는 환자는 의사, 약사와 상의해야 한다. 이 약 복용에 의해 뇨량이 감소하거나, 얼굴이나 손발이 붓거나, 눈꺼풀이 무겁거나, 손이 굳어지거나, 혈압이 오르거나, 두통 등의 증상이 나타나는 경우에는 복용을 중지하고 의사, 약사와 상담해야 한다.

1일 최대 복용량이 감초로서 1g 이상인 제제는 장기연용할 경우 저칼륨혈증, 혈압상승, 나트륨 체액의 저류, 부종, 체중증가 등과 위알도

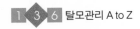

스테론증이 나타날 수 있으므로 관찰(혈청 칼륨치의 측정)을 충분히 하고 이상이 인정되는 경우 복용을 중지해야 한다. 저칼륨혈증의 결과로서 근병증이 나타나는 경우가 있으므로, 관찰을 충분히 하고 무력감, 사지경련, 마비 등의 이상이 확인되는 경우에는 복용을 중지한다.

③ 사용시 주의약물

칼륨함유제제, 감초함유제제, 글리시리진산 혹은 그 염류 함유제제, 루푸계 이뇨제(푸로세미드, 에타크린산) 또는 치아지드계 이뇨제(트리클로르메치아지드)와 병용시 위알도스테론증이나 저칼륨혈증으로 인해 근병증이 나타나기 쉬우므로 신중히 투여해야 한다. 의사의 치료를 받고 있는 환자의 경우는 복용 전 전문가와 상담이 필요하다.

2) L-시스틴 · 약용효모 · 케라틴 등 복합제

티아민질산염, L-시스틴, 약용효모, 파라아미노벤조산, 케라틴, 판토텐산칼슘 등이 함유된 단백아미노산제제는 손상된 모발이나 영양부족과 스트레스 등의 요인으로 두피 전체에서 탈모가 발생하는 확산성 탈모의 완화에 효과가 있다. 국내에는 동아제약 카필러스캡슐, 중외제약 볼두민캡슐, 현대약품 마이녹실S캡슐, 동성제약 케라민캡슐, 동국제약 판시딜캡슐 등이 허가돼 있다.

① 복용법

성인의 경우 1일 3회, 소아의 경우 1일 1~2회, 1회 1캡슐씩 식후 복용하면 된다. 평균 치료기간은 3~6개월이고 보통 약 3~4개월 후부터 효과가 나타나며 필요한 경우 투여를 계속하거나 반복 투여할 수 있다. 당뇨병환자에게 투여할 수도 있다.

② 부작용

드물게 위통, 구토 등 위장관 불쾌감과 발한, 빈맥, 소양증, 두드러기 등이 보고됐으며, 두부 이외의 신체부위에서 발모현상이 나타날 수 있다.

③ 복용시 주의사항

설폰아미드제제와 동시 복용시 주의해야 하며, 흉터로 인한 탈모나 안드로겐 유전성 탈모증, 남성형 대머리에는 사용할 수 없다. 증상이 지속되거나 기대하는 효과가 나타나지 않는 경우나 임부 및 수유부에게 투여할 경우 의사와 상의한다.

03 주요 탈모치료제

1. 미녹시딜제제

제약사	제품명	주성분	효능 · 효과	용량 · 용법
현대약품	마이녹실액 2%, 3%, 5%	미녹시딜	남성형 탈모 (5%는 남성만 사용)	모발과 두피를 완전히 건조시킨 후, 이 약 0.5~1ml를 1일 2회(아침, 저녁), 최소 4개월 동안, 환부에만 바른다 1일 총 투여량이 2ml를 초과하지 않는다.
현대약품	마이녹실레이디액			
한미약품	목시딜액 3%, 5%			
동성약품	동성미녹시딜액 3%, 5%			
CJ제일제당	스칼프메드 2%, 3%, 5%			
동아제약	카필러스액 2%, 5%			
나노팜	나녹시딜액 2%, 3%, 5%			
고려제약	케어모액 5%			
삼일제약	리드녹실액 5%			
태극제약	모바린액 2%, 3%, 5%			
중외신약	마이딜액 3%, 5%			
동광제약	백일후애액 2%, 3%, 5%			
넥스팜코리아	닥터방스카파시딜액 5%			
현대약품	마이녹실겔 5%			모발과 두피를 완전히 건조시킨 후, 이 약 0.5~1g을 1일 2회(아침, 저녁), 최소 4개월 동안, 환부에만 바른다.

2. 세파란친 · 감초 등 복합제

제약사	제품명	주성분	효능 · 효과	용량 · 용법
현대약품	마이녹실정	감초가루, 니코틴산이노시톨, 염산치아민, 판토텐산칼슘, 아스코르빈산, 세파란친, 주석산알리메마진, 리보플라빈, 염산피리독신, 니코틴산아미드	지루성피부염에 의한 탈모증, 원형탈모증	성인 : 1회 2정 1일 2~3회 식후 복용
동아제약	카필러스정	리보플라빈, 세파란친, 염산치아민, 감초가루, 니코틴산아미드, 염산피리독신, 주석산알리메마진, 판토텐산칼슘,		

제약사	제품명	주성분	효능·효과	용량·용법
동아제약	카필러스정	니코틴산이노시톨, 아스토르빈산	지루성피부염에 의한 탈모증, 원형탈모증	성인 : 1회 2정 1일 2~3회 식후 복용
코오롱제약	드로젠정	판토텐산칼슘, 감초가루, 아데콘말, 황색4호 (타르트라진), 아리메진산, 이노시톨니코티네이트, 세파란친		
태극제약	모바린정	아데콘말, 아리메진산, 니코틴산이노시톨, 세파란친, 감초가루, 판토텐산칼슘		
중외신약	마이딜에스정	아리메진산, 판토텐산칼슘, 아데콘말, 세파란친, 감초가루, 니코틴산이노시톨		

3. L-시스틴·약용효모 등 복합제(단백아미노산제제)

제약사	제품명	주성분	효능·효과	용량·용법
중외제약	볼두민캡슐	티아민질산염, L-시스틴, 약용효모, 파라아미노벤조산, 케라틴, 판토텐산칼슘	1. 손상된 모발, 감염성이 아닌 손톱의 발육 부진 2. 확산성 탈모의 완화	성인 : 1일 3회, 1회 1캅셀 식후 복용 소아 : 1일 1~2회, 1회 1캅셀 식후 복용
동아제약	카필러스캡슐			
현대약품	마이녹실S캡슐			
동성제약	케라민캡슐			
동국제약	판시딜캡슐			

4. 피나스테리드제제

제약사	제품명	주성분	효능·효과	용량·용법
한국MSD	프로페시아정	피나스테리드 1mg	성인남성(만18~41세) 의 남성형 탈모	1일 1회 1정(1mg)을 투여하며, 식사와 관계없이 투여
한미약품	피나테드정			
중외신약	모나드정			
국제약품	알로페시드정			
동구제약	알로펙정			
제일약품	모나필정			
한국유나이티드제약	유나시아정			
유한양행	페로시아정			
한올바이오파마	헤어그로정			
태평양제약	피나필로정			
진양제약	모나리드정			
삼일제약	리드페시아정			
신풍제약	바로피나정			

제약사	제품명	주성분	효능 · 효과	용량 · 용법
명문제약	다모케어정			
대웅제약	베아리모정			

5. 두타스테리드제제

제약사	제품명	주성분	효능 · 효과	용량 · 용법
GSK	아보다트정	두타스테리드 0.5mg	성인 남성(만18~41세)의 남성형 탈모	1일 1회 1캡슐(0.5mg), 캡슐 내용물에 노출시 구강 인두점막의 자극을 초래할 수 있으므로 이 약을 씹거나 쪼개지 않고 통째로 삼켜 복용해야 한다. 이 약은 식사와 관계없이 복용할 수 있다.

현대약품

마이녹실 액/겔/샴푸/캡슐
미노페시아정

현대약품이 1986년 3월 국내에서 대한피부과학회와 공동연구사업의 일환으로 임상시험을 실시, 미녹시딜 국소도포제가 남성형 탈모증과 원형탈모증에 현저한 치료효과가 있다는 연구결과를 발표했다.

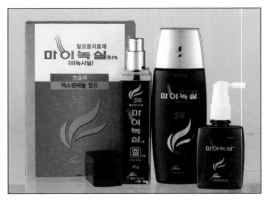

현대약품은 1988년 마이녹실 3%(미녹시딜 3% 제제)를 국내에 처음 출시했고, 식약청은 외국과 달리 1988년 발

매 초기 미녹시딜제제에 대해서 일반의약품으로 승인하면서도 대중광고를 금지시켰으나, 2005년 17년만에 그 규정을 완화했다.

현재 미녹시딜 외용제 중 리딩품목으로서 소비자에게 가장 인지도가 높은 품목이다.

미녹시딜성분제제는 두피의 혈류 증가로 인해 발모효과를 나타내며, 혈관이완작용으로 두피의 순환 및 모낭 주위의 모세순환을 자극한다. 또 직접적으로 말초혈관을 이완하는 작용을 해 두피 혈류량을 증가시킨다.

국소 도포시 국소를 자극함으로써 발모효과를 나타낸다. 원형탈모의 경우 주원인인 T림프구의 수치를 감소시켜 면역 기능을 정상화시킴으로서 탈모를 방지하는 효과가 있다. 또 모낭세포의 분열을 촉진함으로써 상피세포 증식에 직접 작용해 발모효과를 촉진한다.

마이녹실 3%는 여성의 남성형 탈모증, 탈모초기 및 5%로 효과를 본 사람들의 유지요법에 그 목적이 있다. 마이녹실 5%는 빠른 효과를 기대하거나 기존의 미녹시딜제제로 효과를 보지 못한 이에게 권한다. 하지만 5%를 여성이 사용할 경우 일부 원하지 않는 곳에 털이 나는 다모증이 나타날 수 있으므로 여성에게는 금기시하고 있다.

2007년 8월에는 마이녹실 315ml 대용량 제품이 소비자들에게 선보였다.

현대약품은 마이녹실을 사용하는 고객들 중 경제적인 대용량 제품이 필요하다는 요구가 많아 기존 180ml 제품보다 용량 대비 저렴하게 구입할 수 있는 315ml 제품을 출시하게 됐다고 설명했다.

마이녹실 5% 315ml에는 휴대용기와 함께 스프레이, 스포이드 정량캡이 들어 있어 고객들이 사용이 편리한 도구를 선택해 두피에 마이녹실을 쉽게 도포를 할 수 있도록 했다.

임상에서 유효성 · 안전성 확인

현대약품의 탈모증치료제 마이녹실이 모발 굵기와 숫자를 증가시키는 등 탈모증치료에 크게 효과가 있는 것으로 재확인됐다. 마이녹실은 국내 임상시험을 통해서도 지속적으로 안전성과 유효성을 확인하고 있다.

대한모발학회 주관으로 전국 14개 병원 피부과에서 남성형 탈모증 환자 170명을 대상으로 24주간 마이녹실의 임상시험을 실시한 결과가 2009년 발표됐다. 그 결과 환자 92.9%인 158명에서 효과가 있는 것으로 나타났다.

특히 탈모증 치료에 중요한 요소로 작용하고 있는 모발의 굵기, 머리카락 수에서도 치료전보다 증가한 것으로 나타나 마이녹실이 탈모증치료에 효과가 있는 것으로 밝혀졌다.

실제로 마이녹실을 투여한 결과 모발의 수는 투여전보다 13.7%, 모발수는 18.3%가 증가했으며 약제 도포로 인한 국소적인 경미한 부작용을 제외하고 전신적인 부작용은 나타나지 않았다.

마이녹실의 임상연구는 전국 14개 병원 피부과에서 15개월에 걸쳐 이루어진 한국인 남성형 탈모증 환자를 대상으로 마이녹실의 효과와 안전성에 대해 살펴본 최초의 대규모 임상연구라는 점에서 주목을 받았다.

마이녹실 5% 쿨 멘톨향

현대약품은 2007년 10월 마이녹실 5% 쿨 멘톨향 제품을 선보였다.

마이녹실 5% 쿨 멘톨향은 기존 마이녹실을 업그레이드한 신제품으로 마이녹실과 같은 미녹시딜 외용제를 사용하는 소비자들의 가장 큰 불만인 사용 후 모발의 끈적임, 두피 가려움 및 답답함 등을 해소했다.

또한 마이녹실 5% 쿨 멘톨향에 함유된 멘톨은 혈관을 확장하고 진통을 완화시키는 효과가 있기 때문에 미녹시딜 외용제 사용으로 인해 나타날 수 있는 가려움증, 두드러기 및 두피 자극을 완화시켜 두피를 상쾌하게 해준다.

현대약품 관계자는 "마이녹실은 1988년 출시 이후 약 20년 동안 고객들의 꾸준한 사랑으로 성장했다"며 "다양한 고객들의 니즈를 충족시키기 위해 마이녹실을 지속적으로 리뉴얼하고 있으며, 그 일환으로 마이녹실 5% 쿨멘톨향도 출시했다"고 밝혔다.

국내 최초 겔타입 마이녹실 겔

현대약품의 겔타입 형태의 미녹시딜성분 탈모치료제는 지난 2008년 1월 국내 처음으로 출시됐다.

현대약품 중앙연구소는 미녹시딜 성분의 탈모치료제는 대부분 스프레이 형태로 사용시 흘러내리는 불편이 있다는 소비자들의 지적에 따라 겔타입 형태의 제품을 개발하게 됐다.

이규현 소장은 "미녹시딜제제의 겔타입 제품은 소비자들의 의견을 제품개발에 반영한 것으로 기존 스프레이 형태로만 이루어진 탈모치료제와는 차별성을 가질 전망"이라며 "향후 제품개발시 소비자들의 요구사항을 충실히 반영할 계획"이라고 말했다.

마이녹실 겔은 약물흡수력이 증가해 탈모 치료효과를 극대화하는데 초점을 맞췄다.

경구용 마이녹실S 캡슐

경구용 탈모증 치료제 '마이녹실S 캡슐'은 2009년 9월 발매

됐다.

마이녹실S 캡슐은 모발을 구성하는 주요 성분인 케라틴을 포함해 L−시스틴, 약용효모 등 6가지 성분이 이상적으로 배합돼 모발의 생장에 필수적인 영양소를 공급함으로써 효과적으로 탈모증을 치료할 수 있는 경구용 탈모증 치료제이다.

마이녹실S 캡슐은 탈모치료 효과가 입증된 일반의약품으로서, 비호르몬 성분의 처방으로 체내의 호르몬 대사에 영향을 주지 않고, 남녀가 함께 사용할 수 있다는 장점을 가지고 있다.

특히 마이녹실 외용액을 바르고, 마이녹실S 캡슐을 복용하는

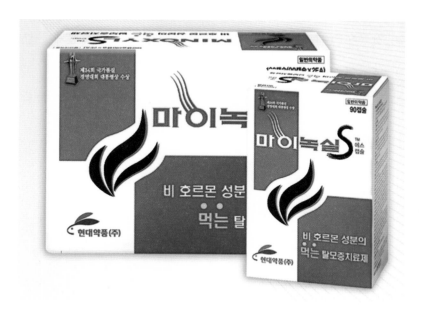

2중요법을 실시할 경우 보다 빠르고 효과적으로 탈모증을 치료
할 수 있다.

전문의약품 미노페시아 정

현대약품은 2008년 피나스테리드 1mg 성분의 '미노페시아
정'을 출시하며 처방약 시장에도 뛰어들었다.

'미노페시아 정'은 5-알파환원효소 억제작용을 통해 테스토
스테론이 DHT로 전환되는 것을 차단, 탈모증 환자의 모발 개수
와 모발 중량을 증가시키는 작용기전을 가지고 있다.

현대약품은 바르는 탈모치료제 시장 리딩 브랜드인 마이녹실
과 경구용 '미노페시아정'이 출시됨에 따라 탈모증 치료제를 모
두 갖추게 됐다.

www.hyundaipharm.co.kr

현대약품은 2007년부터 탈모 전문의와 함께 대국민 탈모 극복을 위한 사회공헌 프로그램 털털교실을 진행하고 있다.

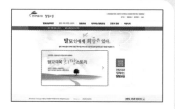

털털교실은 현대사회에서 갈수록 늘어가는 탈모에 대해 올바른 정보와 치료방법을 전문의를 통해 정확하게 전달함으로써 탈모로 고민하는 사람들의 탈모 극복을 돕고 이를 통해 행복한 삶을 영위할 수 있도록 하는데 그 목적이 있다.

털털교실은 탈모 극복 성공자의 진솔한 이야기를 통해 탈모인들에게 희망을 전달하는 '탈모인 희망 스토리', 일반인들을 대상으로 탈모 정보와 치료 방법을 전달하는 '털털교실', 기업체, 관공서, 단체 등에 직접 찾아가서 탈모 정보와 치료방법을 전달하는 '찾아가는 털털교실'로 구성돼 있다.

털털교실에서는 모발의 사회문화적 중요성과 탈모와 관련된 각종 통계, 머리카락의 특성, 모발성장에 영향을 미치는 요인 등을 설명한다.

여기에 탈모의 원인, 여성 모발의 특징과 탈모의 특징, 원형 탈모증 및 치료방법 등을 소개한다.

현대약품(주) 털털교실 웹사이트(www.ttclass.co.kr)도 운영하고 있다.

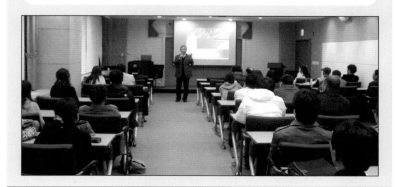

동성제약
동성미녹시딜액 · 모텍샴푸

동성제약은 지난 2007년 남성형 탈모치료제 '동성미녹시딜 5%액'과 탈모예방 샴푸 '세븐에이트 모텍샴퓨'를 출시하며 40여년간 쌓아온 염모제와 전반적인 모발 관리 제품을 갖추면서 이목을 집중시켰다. 2009년에는 40여년 간의 염모제 생산 노하우를 바탕으로 증모제 '흑채 스프레이'를 출시하면서 또 다시 주목받았다.

동성미녹시딜 5%액
동성제약은 2007년 1월 탈모치료제 동성미녹시딜 5%액을 선보였다.

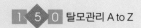

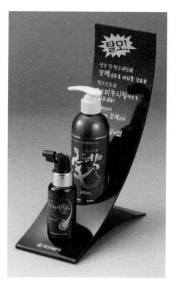

　동성미녹시딜 5%액은 국제임상을 통해 안전성과 효능이 입증된 미녹시딜제제로 두피혈관을 팽창시켜 혈액순환을 도와 모공이 막히는 것을 방지하고 모발의 성장을 촉진하는 제품이다.

　특히 스프레이 타입으로 제작해 사용이 간편한 것이 특징이다.

　미녹시딜(Minoxidil)은 혈관확장 작용이 있어 중증의 고혈압 치료에 사용돼 왔는데 이를 복용한 환자에게서 체모의 성장, 굵어짐, 색소 증가 등이 발견돼 외용제제로서 개발된 의약품이다. 미국 FDA에 의해 남성형 탈모증 치료제로 승인된 제제이다.

　동성미녹시딜 5%액 80ml의 경우 스프레이가 장착돼 있어 마개를 열고 사용할 수 있으며, 스프레이는 1번 분무 시 약 0.16ml 정도 분무되므로 1회 3~6번(0.5~1ml) 분무하면 된다.

　동성미녹시딜 5%액 200ml에는 스프레이가 장착된 소분용기가 동봉돼 있어 제품 사용시 액제를 나누어 사용하면 된다.

　동성제약은 또 '세븐에이트 모택샴푸'를 동성미녹시딜과 함께 출시했는데 세븐에이트 모택샴푸는 탈모방지 전문샴푸로, 비듬과

과잉피지 제거를 통해 모발을 더욱 건강하게 지켜주고 탈모 예방
에도 좋다. 이 제품은 손상된 두피와 모발에 영양공급은 물론 탈모
방지에 도움을 주는 비오틴과 니코틴산아미드, D-판테놀, 아연피
리치온액 등이 주성분이다.

세븐에이트 흑채 커버스프레이

동성제약은 40여년 간의 염모제 생산 노하우를 바탕으로
2009년 4월 순간 증모제 '흑채 스프레이'를 발매했다.

신기술을 적용한 '세븐에이트 흑채 커버스프레이'는 특수 방
수 코팅물질이 함유돼 비, 땀 등에 흘러내려 피부나 옷에 묻지 않
고 모발을 보호하는 효과로, 특수코팅제와 천연 대나무 숯 분말
을 함유하고 있는 것이 특징이다.

동성제약은 흑채스프레이의 성분
인 대나무 숯 분말이 시중 제품에서
많이 쓰이는 참숯 분말에 비해 2배
이상의 미세 구멍을 갖고 있어, 도포
시 두피와 모발 주변의 공기 순환을
원활하게 해준다고 강조했다.

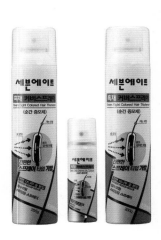

또한 대나무 숯 분말에서 방출되
는 원적외선은 두피의 혈액순환과

신진대사를 원활하도록 도와줄 뿐만 아니라, 모발에 축적되는 중금속 등 독성을 흡착하는 기능으로 두피와 건강을 증진시키는 효과를 부가적으로 얻을 수 있다는 설명이다.

　이밖에도 도포 후 5~10초 내 빠른 건조로 사용 즉시 외출 등 일상생활이 가능하다는 장점이 있으며, 정수리와 앞머리 부위에 머리숱이 적은 사람이나 원형탈모가 있는 사람에게 효과적이다.

www.dongsung-pharm.co.kr

태평양제약
닥터모

새로운 개념의 탈모방지제

태평양제약의 탈모방지제 닥터모는 1996년 출시 이후 국내 발모제시장에서 리딩품목으로 자리매김하고 있는 제품이다.

최근 탈모환자의 증가와 탈모 연령의 조기화로 육모제 및 탈모 방지를 위한 치료의 요구가 늘고있는 상황에서 태평양기술연구원의 육모개발팀은 유전, 호르몬 그외 여러가지 질환에 따라 부수적으로 발생하는 탈모과정보다는 모세포의 활성둔화 및 대사저하로 인해 야기되는 탈모에 주목해 치료제 개발에 착수했다.

모발은 여러가지 아미노산의 복합체인 케라틴(Keratin)으로 구성되고, 이 케라틴은 16%의 시스틴을 함유하고 있는데 탈모

환자의 상당수가 시스틴 결핍을 보이고 있으며, 모발성장 및 대사유지에 결함이 관찰됐다.

태평양기술연구원은 수년간의 연구 끝에 모낭분석법 등의 과학적인 방법을 통해 탈모의 원인이 모주기의 지연과 연관돼 있음을 밝혀냈다.

모발은 성장기, 퇴행기, 휴지기라는 모주기에 의해 자연스럽게 탈모가 되고 성장하는데 이때 성장모발에 비해 탈모모발이 증가하면 탈모증이 진행된다.

이를 해결하기 위해 모발구성요소인 시스틴을 침투가 용이한 가용성으로 변화시키고, 천연보습제인 산수유 추출물을 첨가해 탈모의 원인이 되는 두피자극의 완화, 두피건조를 방지해 탈모를 예방하는 새로운 개념으로 개발했다.

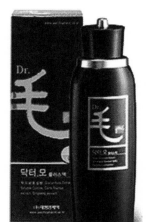

닥터모는 원활한 모주기 유지를 위해 영양을 공급하여 모세포의 대사를 활성화시키고 모근에 영양공급을 방해하는 호르몬의 밸런스를 조절한다.

또 혈행을 촉진시켜 영양공급을 활성화하고, 두피를 자극하는 비듬과 건조현상을 해소해 탈모를 예방한다.

특히 백자인 추출물, 당약추출물, 판

토테닐에칠에텔 등을 주성분으로 해 모근 신진대사 불량, 혈행 불량, 두피거칠음 현상, 비듬, 두피건조 등에 종합적으로 작용해 탈모 원인을 해결한다.

닥터모 플러스는 머리를 감은 후 충분히 말린 다음 두피에 바르면서 마사지해 준다. 이때 손톱으로 두피를 긁지 않도록 주의하면서 손가락 끝의 지문부분으로 문질러 준다.

2004년 3월부터 2005년 2월까지 만 19세 이상 45세 미만의 해밀턴-노우드 분류법 III형 이상의 남성형 탈모를 가진 남성을 대상으로 임상시험을 실시한 결과 24주간 약을 사용한 후 대조군과 비교해 시험군에서 통계학적으로 유의하게 탈락모수(Hair loss count)가 적었다.

또한 시험군 내에서 0주와 비교해 24주 후에 통계학적으로 유의하게 전체 모발수(Total hair count)가 증가했다.

대조군 내에서 0주와 비교해 24주 후에 통계학적으로 유의하게 평균모발직경(Mean hair diameter)이 감소한 반면 시험군 내에서는 유의한 감소를 보이지 않았다. 시험약을 사용하는 동안 유의한 이상반응은 발생하지 않았다.

www.pacificpharm.co.kr

태전약품

드로젠 정 · 모드로젠 샴푸

생약 · 양약 복합성분 '드로젠 정'

드로젠(Drogen)은 대머리를 만드는 남성 홀몬인 안드로젠 (Androgen)에서 An을 빼고 뒷부분인 Drogen만을 제품명으로 사용한 것으로, 안드로젠과 관련된 대머리치료에 효과적이라는 점을 간접적으로 시사하고 있다.

드로젠은 생약과 양약 성분의 탈모증치료제로서 일본의약품 집에 있는 일반약으로 1989년 12월 국내에 처음 소개됐다. 그후 드로젠은 2000년 9월 코오롱제약이 식약청 허가를 받아 제조하고 있고 태전약품에서 판매를 담당하고 있다.

드로젠은 감초가루, 세파란친, 아리메진산, 아데콘말(염산치아

민, 리보플라빈, 염산피리독신, 아스코르빈산, 니코틴산아미드),
니코틴산이노시톨, 판토텐산칼슘으로 구성돼 있으며, 두피의 혈
액순환을 개선시켜 모발의 성장을 촉진하고 탈모를 방지한다.

　감초(글리시리진산)는 전통적으로 한방에서 모발의 영양공급
이나 성장에 효과가 있다고 알려져 있는 생약성분 중의 하나로
모발의 영양공급이나 발육에 중요한 역할을 담당하는 모구에
직·간접적으로 작용해 두피의 혈액순환을 촉진시켜 주고 모기
질 세포의 세포분열을 촉진시켜 모근을 되살리는 작용을 함으로
써 탈모를 방지하고 모발의 성장을 유도하는 작용을 한다. 또 퇴
화되거나 비어있는 모낭에서 점진적으로 모근형성을 유도하여
새로운 모발이 성장할 수 있도록 하는 작용을 한다.

　세파란친은 모발의 성장
을 촉진하고 탈모를 방지하
는 작용을 하는 동시에 두피
의 소양증을 치료해 두피의
보호작용을 강화시키는 역
할을 한다.

　주석산 알리메마진은 두
피의 염증을 치료 하고 예방
해 비듬이나 피부염이 생기

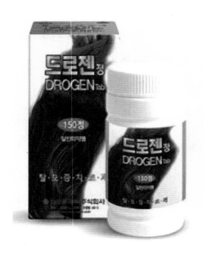

지 않도록 하고 말초혈관확장작용으로 두피의 혈액순환이 원활하게 되도록 하는 작용을 한다.

이밖에 각종 비타민 성분들은 생체 내에서 탄수화물, 지방, 단백질 대사계와 생화학적 반응에 보효소로 작용하므로 인체의 정상대사, 성장 및 유지, 조직재생에 필요한 중요한 성분이다. 그중에서 특히 필수 비타민 B군과 비타민 C는 근육에너지 활성화로 피로회복을 촉진시켜 줌과 동시에 혈관확장작용으로 말초혈액순환을 개선해 두피 혈관의 혈류량을 개선하고 말단부위까지 산소 및 영양분을 원활히 공급해 발모촉진을 유도하는 작용을 한다.

효과 바로 느끼는 모드로젠샴푸

2011년 2월 출시한 모드로젠샴푸는 두피활성 효능 외용제인 FS2(Follicle Stimulator-2)가 두피내로 침투해 두피 모근 주변의 세포들을 자극하고 모근 주변 말초혈관을 감싸고 있는 평활근을 이완해 궁극적으로 혈관 확장 및 혈액 공급을 원활하게 해 영양을 모근에 공급, 탈모예방에 도움을 준다. 포항공과대학교 생명과학과 출신 김동찬 박사 연구팀을 중심으로 개발한 특수물질을 이용해 만든 제품이다.

사용방법은 모드로젠샴푸(+), (−)의 2가지 샴푸를 혼합해 일

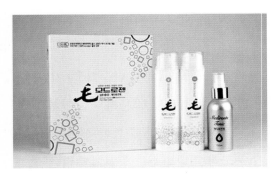 반 샴푸하듯이 감으면 되고, 머리를 감으면서 두피활성을 몸소 느낄 수 있어 제품의 효능을 바로 경험할 수 있다는 것이 이 제품의 장점이다.

서울 여의도 탑 성형외과 모발이식센터와의 임상실험 결과 태전약품판매(주) 대표 PB제품인 코오롱제약의 일반의약품인 경구용 탈모증치료제 드로젠과 미세혈류 순환개선 및 피부신진대사를 도와주는 모드로젠샴푸와 탈모방지 및 양모성분을 함유한 메디루츠액을 함께 사용했을 경우, 탈모 방지에 뚜렷한 효과를 나타냈다.

www.tjdrug.co.kr

4장

도와주세요
탈모방지 & 두피관리

01 국내 두피관리산업 현황

국내의 두피관리산업은 2000년대 초 발모효과를 내세우며 주로 외국에서 제품과 기기를 수입하여 국내에 판매하는 형태로 시작됐다. 제품 및 기기 외에도 체계적이고 과학적인 두피와 탈모에 관한 학문이 외국에서 활발히 도입됐으나 외국의 두피와 탈모에 관한 이론은 국내에 그대로 적용시키기 어려운 점이 많았다.

이후 국내에서 한국형 두피와 탈모관리에 대한 연구가 보급되기 시작했다. 이 시기에는 한국형 탈모에 관한 학문적 접근법으로 산업의 활성화를 위한 학문의 완성도를 넓혀 가는 동시에 한국사회에 맞는 관리방법이 도입되고 보다 국내 실정에 맞게 관련 산업이 정착되기 시작했다.

2000년대 중반 이후에는 다양한 형태로 두피관리센터들이 생겨났으며 시판을 통해 두피케어에 포커스를 맞춘 샴푸와 여러 제품들이 대중화되기 시작했다. 특히 아모레퍼시픽, LG생활건강 등 국내 주요 화장품 회사들이 모발이 아닌 두피케어에 초점을 맞춘 홈케어 제품을 출시했으며 이와 함께 대대적인 광고 캠페인을 전개함으로써 일반 대중들에게 두피관리에 대한 필요성 및 중요성을 널리 인식시키는 계기를 만들었다.

두피관리에 대한 대중들의 인식 및 니즈가 증가함에 따라 국내에 두피 관리와 탈모와 관련된 수많은 제품들과 기기, 전문센터들이 생겨나면서 경쟁이 심화됐다. 이러한 가운데 대기업과 글로벌 기업들이 국내 두피관리 시장에 뛰어들면서 영세 사업자들은 도태되기도 하고, 살아남은 두피관리센터와 메디컬 영역에서는 오히려 더 높은 부가가치를 창출하는 산업으로 성장했다.

최근에는 국내 대학교 및 전문 학원을 통해 다수의 두피관리사가 배출되고 있으며 이를 통해 다양한 임상자료 및 연구결과가 발표돼 관련 산업이 더욱 활성화되고 있다. 이제 국내 두피관리산업은 일반 소비자들에게 널리 대중화됨은 물론 탄탄한 이론적 기반을 바탕으로 해외에서도 주목받는 산업으로 부상하고 있다.

탈모는 이제 더 이상 특정인만을 대상으로 하는 산업이 아닌 수많은 현대인들이 스트레스와 운동 부족, 영양의 불균형, 수면 부족과 대기오염 등으로 누구나 언제든지 생길 수 있는 두피 트러블 및 질환으로 대두되었으며 두피관리 산업은 향후 발전 가능성이 큰 분야로 주목받고 있다.

02 두피관리센터는?

두피관리센터는 탈모치료가 아닌 탈모예방과 관리를 위한 서비스 전문점 형태로 운영되고 있다. 전문적인 교육을 받은 두피관리사가 두피와 탈모에 관한 전문 지식을 가지고 탈모에 관한 전문적인 관리 서비스를 제공하는 곳이다.

두피관리사는 두피관리 전문기기와 제품을 고객의 특성에 맞게 선정하고 효과적인 흡수를 위한 마사지와 병행해 전반적인 라이프스타일 개선과 함께 탈모를 개선시키는데 포커스를 맞춰 고객을 관리해 준다.

2000년대 초반 국내에 생겨나기 시작한 두피관리센터는 이후 스펠라랜드, 닥터 스칼프 등 자체 브랜드와 유통망을 확보한 두피관리센터 프랜차이즈들이 생기며 보다 활성화됐다. 두피관리센터 프랜차이즈 업체들은 진단-처방-관리(스켈링-샴푸-마사지-영양공급-트리트먼트-홈케어) 등의 기본 관리방법을 정착시켜 시행하고 있다. 현재 전국적으로 지점 또는 가맹점을 10여곳 이상 확보한 두피관리센터는 스펠라랜드, 닥터 스칼프, 아미치, WT-methode, 모발로 등이 있다.

두피관리센터는 최근들어 진단기기 및 관리기기 등 관련 전문기기를 많이 도입 이용하고 있다. 두피상담시 가장 중요한 단계인 두피 상태 진단은 가장 정확하게 판단할 수 있는 진단기기 및 영양성분의 흡수를 도와주는 다양하고 전문화된 기기를 통해 보다 효과적인 케어가 가능하다.

두피관리센터는 두피케어 서비스 제공과 더불어 고객들의 니즈에 맞는 다양한 탈모관리 제품을 판매하기도 한다. 기존에는 수입 제품들이 주를 이뤘지만 최근에는 두피 타입별, 두피 고민별로 나뉘어 보

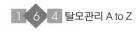

다 효과적인 케어가 가능하도록 고안된 제품 개발이 활발히 진행되고 있다.

　탈모가 진행중이거나 심한 사람들의 경우는 두피관리센터를 찾기보다는 피부과, 성형외과 등 메디컬 치료를 주로 받는 경향이 있으나 이러한 전문적 시술도 시간이 지남에 따라 다시 악화되는 경우도 있어 두피관리센터는 예방, 시술 전후 사전케어 또는 애프터케어, 지속적인 관리를 위한 서비스가 이뤄지는 곳으로 자리잡고 있다.

　두피관리센터는 보다 효과적인 매뉴얼 개발 및 서비스 개선에 대한 노력에 의해 점차 발전되고 있으며 기존 고가의 탈모방지와 예방을 위한 케어에 초점을 맞추었던 것에서 깨끗한 두피를 위한 저가 두피관리 서비스, 안티에이징, 스트레스 해소 등의 부분으로 그 영역이 점차 넓어지고 있다.

　최근에는 웰빙에 대한 소비자들의 니즈가 커짐에 따라 휴식을 위한 공간으로도 각광받고 있어 향후 두피관리센터는 고객층의 저변 확대와 스트레스, 노령화 시대를 맞아 꾸준히 성장할 것으로 예측된다.

　미용실은 최근 웰빙 트렌드에 따라 기본적인 헤어의 각질 제거를 위한 헤어 클리닉, 두피의 혈액순환을 개선시키는 마사지를 통해 스트레스 감소와 릴랙스 효과를 제공하는 헤드 스파 등 보다 대중적인 두피관리 서비스가 이뤄지고 있는 곳이다.

　국내 두피관리 시장이 점점 커짐에 따라 기존 미용실들도 고객들의 다양화된 두피관리에 대한 니즈 증가에 따라 새로운 매출 확대를 위한 전략으로 다양한 두피케어 프로그램을 개발해 고객들에게 서비스를 제공하고 있다. 박준, 이가자, 박승철 등 대형 헤어프랜차이즈 업체를 중심으로 1~2만원대의 저가 두피케어가 이뤄지고 있으며 이들 업체들을 통해 두피관리에 대한 고객층의 저변 확대가 이뤄지고 있다.

특히 이들 헤어프랜차이즈 업체들은 더욱 전문화된 제품과 다양한 두피케어 프로그램을 개발해 각 사가 확보한 전국 프랜차이즈점을 대상으로 관리 프로그램을 시행하고 있으며 각 업체들이 보유한 브랜드력을 기반으로 그 파급력과 대중성에서 탄력을 받고 있다.

03 두피관리의 순서

두피관리는 1회 서비스 단가, 관리 방법 중 어떤 종류의 기기와 제품을 사용하는지, 마사지를 어디까지 하는지, 특수 방법을 도입하는지, 관리방법 중 영양소 처방을 포함하는지 등에 따라 여러가지 구성으로 나뉘어진다.

두피관리사는 고객카드 및 상담 내용을 바탕으로 고객에게 최적화된 맞춤형 관리방법으로 구성해 서비스를 시행한다. 이 장에서는 각 두피관리센터에서 기본적으로 시행하는 기본관리에 대한 내용을 살펴본다.

기본관리

　두피관리센터별 관리 방법이 다르지만 대부분 기본관리라 함은 진단 및 상담→두피 스켈링→영양공급→홈케어 등이 기본 서비스 형태로, 각 센터마다 기기 도입 및 경락 마사지 등의 순서를 도입해 차별화하고 있다.

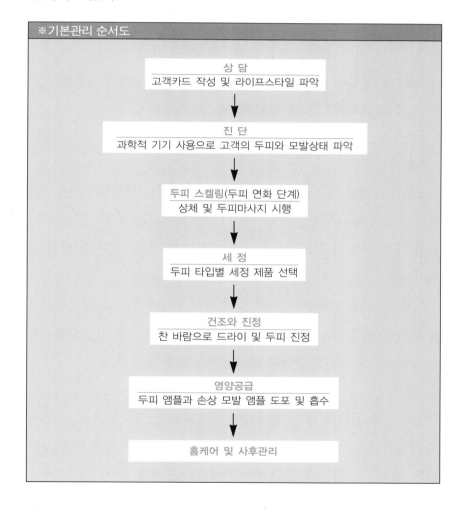

※기본관리 순서도

상 담
고객카드 작성 및 라이프스타일 파악

↓

진 단
과학적 기기 사용으로 고객의 두피와 모발상태 파악

↓

두피 스켈링(두피 연화 단계)
상체 및 두피마사지 시행

↓

세 정
두피 타입별 세정 제품 선택

↓

건조와 진정
찬 바람으로 드라이 및 두피 진정

↓

영양공급
두피 앰플과 손상 모발 앰플 도포 및 흡수

↓

홈케어 및 사후관리

1) 고객카드 작성

두피관리를 위해서는 자신의 두피, 모발과 관련된 문제점 및 건강상태, 두피, 모발에 적용할 수 있는 라이프 스타일에 대해 두피관리사와 상담하게 된다. 문답 방식으로 두피관리센터에 비치된 고객카드 양식에 두피관리사가 기입하는 방식 또는 고객이 직접 작성하기도 한다.

기본적으로는 고객이 기본적인 인적사항을 기재한 후 특이한 사항들을 두피관리사가 직접 질문한 후 첨가하게 된다. 고객카드는 개인에 맞는 관리 항목 및 제품 등의 선정에 이용됨과 동시에 사후관리 또는 고객 데이터베이스로 활용된다.

2) 진단

고객카드 작성 내용을 바탕으로 두피관리사가 진단을 하게 된다. 진단전에 고객이 마지막으로 샴푸한 시간을 체크한다. 두피진단을 하기 위한 가장 좋은 시간대는 세정 후 피지분비가 정상화되는 36시간 이후이다.

건성두피라도 세정한 시간이 많이 경과되었다면 두피의 피지량이 많을 것이며 지성두피라도 세정한 직후인 경우에는 피지나 노폐물의 양이 적으므로 시간의 경과를 감안하여 진단을 하게 된다.

탈모 진행 고객의 경우, 필요시에 미네랄 테스트를 통한 모발 분석과 가수분해 후 아미노산 분석에 의한 측정, 알칼리 용해도 측정 등과 같은 보다 심도 있는 진단 단계가 추가되기도 한다. 진단이 끝나면 그

1차 진단 : 견진, 문진, 촉진 등
2차 진단 : 두피모발 진단기를 이용한 두피 상태 측정
3차 진단 : 미네랄 테스트, 아미노산 분석, 알칼리 용해도 측정

촉진시에는 면봉을 이용하거나 필요시 두피모발 진단기를 사용하게 되는데 이때 전두부→두정부→좌측 측두부→우측 측두부→후두부 순서로 촬영을 하게 된다.

진단은 1차적으로 눈으로 두피 상태를 확인하고 이에 대해 고객에게 직접 물어 보는 동시에 손으로 직접 만져보면서 이루어진다. 이때 모발의 탄력, 경도, 모량 등을 조사하며 머리로부터 탈락된 모발을 수집해서 모구의 상태를 진단하고 고객카드에 첨부해 두어 사후 참고자료로 활용하기도 한다.

2차적으로는 두피모발 진단기, 확대경 등을 사용하여 모발의 손상 부위나 두피의 상태 등을 보다 정확히 관찰하고 현재 상태에 대한 진단을 하게 된다.

두피 상태는 모공의 열린 정도와 한 모공의 모발 개수, 피지를 확인한다. 두피모발 진단기는 배율 렌즈를 사용하여 두피와 모발상태를 체크하는 기기로서 두피의 상태는 250배, 모발의 상태는 600배 이상 확대하여 두피의 문제점, 탈모의 진행 여부, 모발의 굵기, 피지와 각질의 양과 상태 등을 렌즈를 통해 정확하게 파악한다. 이를 통해 향후 고객에게 시행할 가장 적절한 관리프로그램 방법을 선택하는 자료로 활용한다.

※ 관리프로그램 선택을 위한 두피와 모발상태 진단

- 모공의 상태
- 빠진 모발의 모구 형태
- 두피의 색감 및 냄새, 염증 여부
- 피지의 분비량
- 모낭의 기생 여부
- 모발 굵기 및 손상 여부
- 큐티클 표면의 상태와 유수분 정도
- 두피질환 양상이나 신체 질병 여부
- 유전적 소인
- 탈모 유형과 탈모의 정도

결과를 바탕으로 두피관리사가 현재 고객의 두피 상태를 설명하고 향후 시행할 관리법과 추후 예상 가능한 결과에 대해 설명한다.

3) 상체 마사지

두피 마사지를 위한 준비 단계로 관리를 시작하기 전에 인체의 순환을 위해서 벨트, 신발, 악세사리 등 조이는 부분을 풀어준다. 긴장된 어깨와 목, 상박의 근육을 이완시켜 두피로 가는 혈행을 도와주는 단계이다.

두피관리에서 마사지는 두피 마사지 이외에 주변 근육과 밀접한 관련이 있으며 스트레스성 탈모는 어깨와 목 근육이 경직되어 있는 경우가 대부분이다. 이런 근육을 이완시키지 않은 상태에서 두피 마사지만을 행한다면 오히려 두통이 일어날 수 있어 본격적인 관리에 들어가기 전에 상체 마사지가 시행된다.

첫 단계에서 발 마사지나 족욕 등으로 발의 혈행을 풀어주면 두피관리에 더욱 효과적이다. 마사지 방법은 관리자가 여러가지 테크닉으로 직접 손으로 하는 경우와 기기를 이용하는 방법 등이 있다. 대부분 두 가지 장단점을 보완하여 함께 이루어진다.

4) 두피 스켈링

모공 깊숙히 들어간 유해물질들은 일반적인 샴푸만으로는 깨끗하게 세정되지 않으며 젤, 무스, 왁스와 같은 헤어 스타일링제와 헤어트리트먼트의 잦은 사용으로 두피가 깨끗하지 못한 경우가 많다. 또 나이가 들어감에 따라 피부세포의 각화 주기에 변화가 나타나 모공이 막히기도 한다.

두피 스켈링은 딥 클렌징의 역할을 하며 두피의 각질제거나 산화된 피지 및 노폐물을 제거해 두피를 청결하게 하며 모근의 원활한 호흡 작용과 혈액순환을 촉진시킨다. 두피 스켈링은 탈모방지 및 손상된 모발관리를 위한 가장 기본적이면서도 중요한 단계로 스켈링을 마친 후 두피 마사지를 하고 두피에 영양제를 도포하는 단계에서 모공 속에 영양성분이 침투되어 진정한 탈모방지 및 예방이 이루어질 수 있도록 두피에 자극을 주는 시술이다. 너무 자주 두피 스켈링을 하면 두피에 자극을 줄 수 있으므로 월 1~2회 정도만 꾸준히 관리를 받는 것이 좋다.

관리 순서는 첫 번째로 브러싱 단계를 거치고 만일 스타일링 제품을 사용한 경우라면 간단한 세정 단계를 거친다. 빗은 끝이 둥근 천연 소재로 모발의 1/3 지점부터 모발의 끝부분을 향해 빗어주고 노폐물 제거와 혈액순환 촉진, 가벼운 자극으로 미용의 효과를 준다.

두피 스켈링은 두피 진정과 노폐물 제거, 묵은 각질의 제거를 위한 과정으로 스켈링이 잘 되어야 앰플의 원활한 흡수가 이루어진다. 두피 상태에 따라 스켈링 정도와 제품을 선택하며 크게 지성과 건성 두피의 스켈링으로 나뉘어진다. 비듬 치료시에는 균의 억제를 위해 항균 성분이 이용되기도 한다.

방법은 솜으로 감싼 우드 스틱으로 최대한 모근 가까이에서 모발 쪽으로 가볍게 마사지하듯 문질러준다. 제품에 따라서 손가락 지문면으

로 바로 발라 주기도 한다. 수분 공급으로 1차적인 연화 단계를 거친
후 스켈링 제품을 사용하면 예민성 두피의 홍반 현상 등을 방지할 수
있다. 스켈링 제품 사용 후에는 스티머와 같은 기기를 이용하여 일정
한 수분을 두피에 공급한 후 세정한다.

5) 두피 마사지

혈액순환을 도와 두피에 활력을 주고 탈모예방에도 도움을 준다. 모
세혈관을 통해 모발에 영양과 산소를 공급하고 두피속의 독소 배출도
촉진하면서 모발로부터 이물질을 제거하는 단계이다.

두피 마사지는 클렌징 전에 노폐물을 빼내기 위한 준비 과정이다.
두피 근육을 이완시키기 위해 스켈링 단계에서 시행하거나 트리트먼
트나 앰플 도포 후에 영양 투입을 활성화하기 위해 간단히 행하기도
한다.

6) 세정

두피 모발에 잔류하는 피지와 각질, 이물질을 제거하고 두피의 혈액
순환을 원활하게 하여 부족한 영양과 수분을 공급하고 모발의 육성을
촉진하는 단계이다. 두피와 모발 타입을 고려해 샴푸를 선택하여 따
뜻한 물을 두피와 모발에 전체적으로 골고루 도포한 후 손바닥에 적
당한 양의 샴푸를 도포한다. 세정시에는 더욱 효과적인 세정을 위해
스캘프 펀치와 같은 기기가 사용되기도 한다.

7) 건조와 진정

영양 앰플이 두피 속으로 잘 흡수되기 위한 준비 단계이다. 세정한 후 물기 제거는 타올로 두발을 감싸가면서 1차적으로 건조시키고 2차로 적외선 또는 이온드라이기로 10cm 이상의 거리를 두어 약한 열이나 냉풍으로 건조시킨다.

8) 영양공급

두피의 경우 육모제나 피지 조절, 비듬 치료를 위한 앰플을 투여하게 된다. 육모제는 모모세포의 세포분열을 촉진시키도록 영양을 공급하는 데 이때 헤어 스티머나 원적외선기 등을 사용하면 더욱 효과적이다. 또 모발을 위한 헤어트리트먼트는 거칠고 가늘어진 모발을 회복시키고 큐티클 층의 보호작용과 자외선차단 역할을 한다. 헹궈내는 제품의 경우 세정 후 바로 사용하며 에센스 형태의 제품은 영양공급 단계에 사용한다.

9) 홈케어 및 사후관리

두피관리는 전문가로부터 관리를 받은 이후 일상생활에서 고객이 지속적으로 관리해야 충분한 효과를 기대할 수 있다. 아무리 효과적인 관리를 받았더라도 일주일 혹은 그 이상의 기간 동안 고객 스스로 관리를 전혀 하지 않으면 만족스러운 두피케어의 결과를 기대할 수 없다.

두피관리의 마지막 단계는 두피관리사에게 자신에게 가장 효과적인 데일리 케어 방법과 직접 손쉽게 사용할 수 있는 제품 및 보조기구 등을 추천받아 다음 관리 때까지 두피와 모발 상태를 유지 또는 개선하는 것이다.

기기는 두피관리 및 제품의 침투를 용이하게 도와주는 역할을 한다. 진단, 세정, 영양을 공급하는 제품의 흡수를 도와주는 기기로 나눌 수 있다.

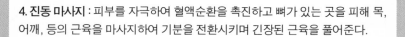

1. 두피모발 진단기 : 배율 렌즈를 사용하여 고객의 두피 상태나 모발 상태를 체크하는 기기로 두피의 상태는 250배, 모발의 상태는 600배로 관찰한다.

2. 모발 현미경 : 고배율의 렌즈를 사용하여 모발의 표면 상태나 손상 정도 그리고 모구의 상태를 체크하는 기기이다.

3. 뷰티콤 : 교류 전류를 이용하여 두피에 기생하고 있는 모낭충이나 세균 또는 곰팡이균, 바이러스 등을 살균, 소독, 진정시키는 기기이다.

4. 진동 마사지 : 피부를 자극하여 혈액순환을 촉진하고 뼈가 있는 곳을 피해 목, 어깨, 등의 근육을 마사지하여 기분을 전환시키며 긴장된 근육을 풀어준다.

5. 두피 세정기 : 높은 수압을 이용하여 모공 속에 깊이 박혀있는 이물질이나 각질을 제거해주는 기기로 물살의 회전과 수압을 이용하여 노폐물을 제거한다.

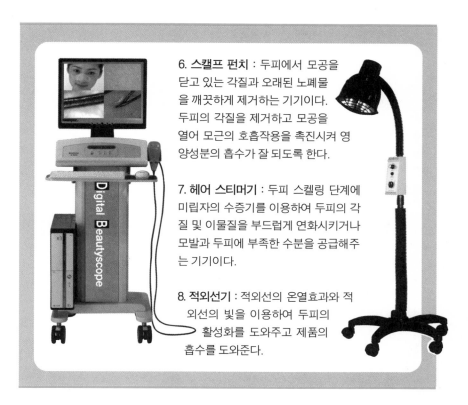

6. 스캘프 펀치 : 두피에서 모공을 닫고 있는 각질과 오래된 노폐물을 깨끗하게 제거하는 기기이다. 두피의 각질을 제거하고 모공을 열어 모근의 호흡작용을 촉진시켜 영양성분의 흡수가 잘 되도록 한다.

7. 헤어 스티머기 : 두피 스켈링 단계에 미립자의 수증기를 이용하여 두피의 각질 및 이물질을 부드럽게 연화시키거나 모발과 두피에 부족한 수분을 공급해주는 기기이다.

8. 적외선기 : 적외선의 온열효과와 적외선의 빛을 이용하여 두피의 활성화를 도와주고 제품의 흡수를 도와준다.

※ 두피관리사란?

산업 발전과 더불어 환경오염, 스트레스 등으로 탈모, 비듬, 모발 손상, 트러블 등 두피 건강이 사회적 이슈로 대두됨에 따라 전문관리사의 필요성이 요구돼 새로운 직업으로 생겨났다.

두피관리사는 두피의 아름다움과 건강을 합리적, 과학적으로 다루며 두피의 구조, 생리 및 질병에 대한 이론과 영양, 진단 등에 필요한 기본 능력을 소유한 전문가로 두피에 문제가 있는 사람들에게 도움을 주는 역할을 한다.

두피관리사는 탈모 및 두피 트러블 등이 있는 사람들에게 문제의 정확한 분석을 위해 두피를 조사, 측정한 후 치료가 필요한지 결정하고 고객에게 맞게 적절한 서비스를 제공한다.

◇ 주요 두피관리센터 리스트

상호 및 홈페이지	연락처	주소
가라사대 www.karasadae.co.kr	031-424-5875	경기도 의왕시 내손동 748 대림프라자 403호
까망 www.ggamang.co.kr	02-541-2488	서울시 강남구 신사동 609-1 미승빌딩 6층
다모수-분당탈모센터 www.biotalmo.com	031-708-0357	경기도 성남시 분당구 서현동 269-6
닥터스칼프 www.drscalp.com	02-365-8582	서울 서초구 반포동 706-6 진령빌딩 4층
두미래 두피케어센터 www.dumirae.com	02-2051-5875	서울 강남구 대치4동 896-16 SH빌딩 4층
라마스떼 두피관리	031-622-0081	경기도 성남시 분당구 야탑동 358-2 아미고타워 B1층
루이두피탈모센터 www.louis33.co.kr	031-713-3988	경기도 성남시 분당구 정자동 17-1 젤존타워1 407호
리딤숲 탈모두피전문센터 www.redeem-soop.com	02-2642-0002	서울시 강서구 화곡4동 782-5호 부경빌딩 3층
멋진인생 두피센터 www.nicelife.co.kr	051-703-1466	부산시 해운대구 좌동 1479-3 세종월드프라자A동 2층
모블리제 www.moblige.co.kr/	031-708-8575	서울 성남시 분당구 서현동 249-2 기영프라자 6층
모작탈모관리센터 mzk.co.kr	02-517-5750	서울시 강남구 역삼동 707-34 한신인터밸리 205호
모플러스의원	02-508-3466	서울시 강남구 역삼동 619-4
바이오큐틴 www.biocutin.com	043-250-8580	충북 청주시 상당구 서문동 159-24 2층
박신자헤어갤러리 www.sjbeautygallery.com	02-563-7877	서울시 강남구 역삼동 728-53
박준(사당점) www.parkjun.com	02-584-3591	서울시 동작구 사당동 1031-27 4층
박준(안산점) www.parkjun.com	031-480-1555	경기도 안산시 단원구 고잔2동 535
박준호탈모헤어센터 www.parkjunhohair.com	02-714-5413	서울시 마포구 노고산동 19-52
발머스한의원 www.balmers.co.kr	02-3473-7010	서울시 서초구 서초동 1305-8

상 호	연락처	주 소
블루클럽 www.blueclub.co.k	02-592-5818	서울 서초구 방배2동 421-23 명림빌딩 2층
스펠라랜드 www.spela-land.com	1544-6828	서울 송파구 송파동 8-2 신천빌딩 6층
아미치0.3두피탈모전문관리센터 www.amici.co.kr	02-3676-3377	서울 강남구 신사동 512-20 아성빌딩 2층
아이미성형외과 www.imi.co.kr	02-549-8900	서울시 강남구 논현동 93-2 HS빌딩 3층
에스피 www.aespy.com	02-555-9447	서울 강남구 대치동 900-56호 백제빌딩 2층
웰슨 탈모전문센터 www.wwelson.com	02-3437-0206	서울시 광진구 자양동 507-6번지 이른타워리버2 상가 2층 202호
웰킨 두피/탈모센터 www.wellkin.co.kr	1544-9296	서울시 마포구 서교동 395-135 성지빌딩 2층
이철헤어커커(분당 정자점)	031-709-2326	경기도 성남시 분당구 정자동 8-4 태남플라자3층
킴스탈모두피전문센터 www.kims9275.com	051-512-9275	부산시 금정구 장전1동 221-15 1층
트리카 www.두피탈모.kr	031-446-4030	경기도 안양시 만안구 안양동 676-91 메쎄빌딩 7층
해피닥터스 www.happydoctors.net	02-546-8575	서울시 강남구 청담동 83-12
해피스칼프 www.happyscalp.com/	02-2646-8250	서울 양천구 목동 513-10 1층
헤어아떼 www.hairkart.co.kr	02-556-7835	서울시 강남구 대치동 994-16
황금온천		서울시 서초구 서초동 1332-4 4층
CJN 두피탈모관리센터 www.cjndoopi.com	031-853-6226	경기도 의정부시 금오동 473-3 신세계프라자 3층 302호
TS 두피탈모전문센터 www.tstalmo.net	051-809-8220	부산시 진구 부전2동 255-40
WT-Methode www.wt-methode.co.kr	02-585-5999	서울 서초구 서초동 1319-11 두산베어스텔 3층 302호

베스트 두피관리센터 탐방

닥터스칼프 **목동점**

2009년 5월 오픈한 닥터스칼프 목동점은 두피 스케일링 1만 원이란 현수막을 매장 앞에 붙여 놓고 두피관리센터의 문턱을 낮추었다. 금요일 오후 다소 한가할 법도 한데 점심식사 이후 여성은 물론 남성 회원들이 자신의 예약 시간에 맞춰 속속 도착해 매장 한켠에 마련된 대기실에서 자신의 차례를 기다린다. 공간은 크게 대기실, 상담실, 관리실, 샴푸실 등 4곳으로 나뉘어져 있으며 깔끔한 인테리어를 통해 고객들에게 편안한 분위기를 제공하고 있다.

닥터스칼프 목동점 오지현 실장에 따르면 두피관리센터를 이용하는 주요 고객층은 탈모가 상당히 진행된 고객일 것이라는

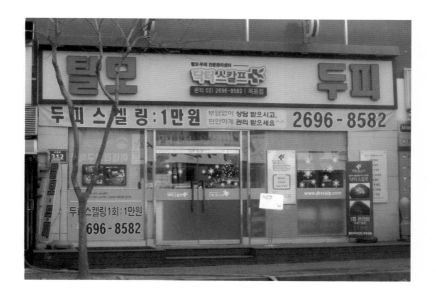

예상과 달리 30대 초 중반의 남녀가 50대 50의 비중을 차지하고 있다고 한다. 나이가 많으신 분들은 가발 내지는 그냥 관리없이 지내는 경우가 많은 반면 30대 초 중반 남녀들은 결혼 및 취업 등을 앞두고 외모에 대한 관리 차원에서 두피관리센터를 방문해 꾸준히 관리를 받고 있다는 것이다.

오 실장은 특히 여성 탈모 고객의 비중이 높은 이유에 대해 "스트레스가 많은 사회에서 두피나 탈모에 문제가 있는 고객들이 많아지고 있다"며 "사회 진출이 많아지는 여성들 또한 스트레스와 나이가 들어감에 따라 원형탈모 또는 가르마 부분과 이마 부분의 부분적인 탈모를 많이 겪고 있어 전문 두피관리센터를 자

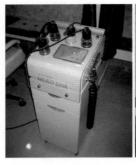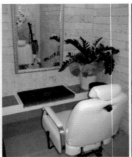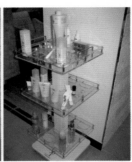

주 방문한다"고 말했다.

　닥터스칼프 목동점에서는 탈모에 대해 남성 고객들보다 더욱 민감하게 느낄 수 있는 여성 고객들에게 많은 대화를 통해 두피와 탈모에 대한 고민을 충분히 상담하고 최대한 편안함을 느낄 수 있도록 세심한 고객 관리가 이루어지고 있다.

　두피관리센터를 방문한 고객들은 평균적으로 주 1회 약 6개월 정도 관리를 받는다. 3개월은 클렌징, 두피 스케일링을 통한 기본을 다지는 단계고, 이후 3개월은 영양공급 등의 집중적인 관리 단계로 이루어져 가격은 약 160만원 정도가 소요된다.

　우리가 흔히 접할 수 있는 미용실과 달리 두피관리센터에서는 보다 전문적인 기기 및 임상자료를 토대로 전문적인 두피와 탈모관리가 이루어진다. 오 실장에 따르면 두피관리센터에서 이뤄지는 주요 관리는 두피ㆍ모발 분석 단계, 샴푸 및 두피 스케일링

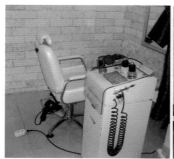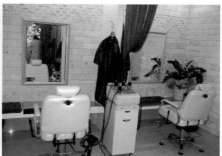

단계, 영양단계 등 크게 3단계로 나눠볼 수 있는데 샴푸 및 두피 스케일링 단계가 가장 중요하다고 한다.

그 이유로는 스킨케어 관리시 적절한 클렌징이 가장 기본이 되는 것과 동일하게 노폐물, 피지 등을 제대로 제거하지 못해 모공을 막게 되면 모발의 탈락량이 늘어나게 됨은 물론 영양성분의 침투가 제대로 이루어지지 못하기 때문에 가장 기본적이지만 고객들이 놓치기 쉬운 부분이 샴푸 및 두피 스케일링 단계라고 지적했다.

오 실장은 "모발 탈락량이 급격히 늘어나는 경우 두피관리센터를 방문해 전문적인 진단을 한번 받아보는 것이 좋다"며 "정확한 조기 진단을 통해 이후 생길 수 있는 두피, 탈모에 관한 문제점을 막을 수 있어 더욱 효과적으로 건강한 두피와 모발을 유지할 수 있다"고 조언했다.   www.drscalp.com

닥터스칼프 **정훈** 대표

경북 상주에서 미용실을 경영하던 닥터스칼프 정훈 대표는 헤어 스타일링 서비스가 중점적으로 이뤄지던 미용실에 2000년대 초반 두피와 탈모케어 서비스가 도입되기 시작하면서 관련 서비스를 고객들에게 제공하기 시작했다. 이를 통해 정 대표는 향후 전문 두피관리센터의 시장성에 대해 확신을 가지게 됐다고 한다.

초기에는 미용실에서 전문 모발, 두피 진단기를 통해 고객들의 상태를 분석하고 두피 세정과 토닉 도포 등 지금과 비교하면 간소한 제품들로 서비스가 이뤄졌다.

정훈 대표는 "전문적인 지식 없이 미용 재료상에서 제공한 얄팍한 지식으로 고객들에게 두피 탈모관리를 하면서 전문적인 지식에 대한 갈증을 느꼈다"며 "두피와 탈모 관련 서비스에 대한 고객들의 잠재된 니즈를 생각했을때 향후 전문적으로 두피와 탈모 관련 서비스를 제공하는 전문 두피관리센터가 등장할 것으로 예상했다"고 말했다.

이러한 예측에 따라 정 대표는 2008년 3월 신촌에 닥터스칼프 1호점을 오픈했으며 첫 달 부터 매출이 급성장하며 1호점이 성공 모델로 정착한 이후 최근 수원 영통점까지 현재 서울과 경기 지역에 16개의 매장을 직영점으로 운영중이다.

올 초부터 프랜차이즈를 모집 중에 있지만 그동안 직영점을 통해 선보여 온 닥터스칼프만의 고객 신뢰를 바탕으로 전문적인 서비스를 제공하는 기

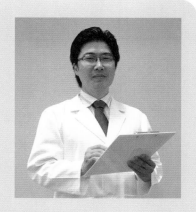

업 철학은 체계적인 직원 교육 및 관리 시스템으로 꾸준히 이어갈 계획이다.

정 대표는 그 동안의 두피관리센터의 변화에 대해 "기존에는 두피모발 진단기를 통한 진단만이 이루어졌으나 현재는 진단기는 기본으로 하고 촉진 등 다양한 접근을 통해 다각적으로 진단한다"며 "관리 매뉴얼 또한 두피 타입별, 탈모 유형별, 탈모 시기별, 연령, 남녀별 크게 5가지로 나누어 고객의 상황에 맞는 적절한 케어가 이루어진다"고 설명한다.

또 "두피와 탈모관리가 일시적인 육모에 타깃을 맞추었던 예전에 비해 소비자들의 인식 또한 지속적인 유지와 관리하는 관점으로 바뀌고 있다"며 "자신의 나이에 맞는 안티에이징을 위한 하나의 요소로 두피탈모 개선에 초점을 맞추고 있다"고 전했다.

변화하는 고객의 니즈에 대응하기 위해 항상 고민한다는 정 대표는 닥터스칼프 본사가 위치한 논현점 매장 옆에 가발을 전문적으로 다루는 새로운 매장을 선보여 두피케어와 더불어 가발을 이용한 이미지 변신을 꾀하는 다각적인 소비자 만족을 창출할 계획이다.

정 대표는 향후 전문 두피관리센터는 그 지역의 소비자 니즈에 맞춰 메디컬 영역이나 스파 등 다른 분야와 다채롭게 접목하고 고객의 니즈에 한 발 더 다가선 토털 서비스를 제공하는 콘셉트를 선보이는 등 다양한 변신을 꾀할 것으로 전망했다.

아이미 **두피탈모** 전문클리닉

　서울 신사동 씨네씨티 맞은 편에 위치한 아이미 두피탈모 전문
클리닉은 2010년 9월 오픈해 성형외과 내부에 운영 중인 두피
탈모관리센터이다. 규모가 그리 큰 편은 아니지만 고객이 최대
한 편하게 관리를 받을 수 있도록 고안된 의자 2개와 샴푸실이
별도로 마련되어 있어 고객들이 번잡하지 않고 편안하게 휴식을
취할 수 있다.

　이수미 실장에 따르면 모발 이식 등 전문적인 메디컬케어에 앞
서 보다 효과를 높이기 위한 두피 사전케어를 받기 위해 방문하
기도 하지만 지나가다가 간판을 보거나 지인들의 추천을 통해
방문하는 고객도 많다고 한다. 현재 주 고객층은 여성이

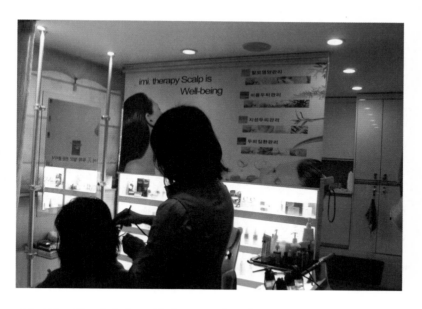

60~70%를 차지하고 있다. 스트레스와 공해, 오염된 먹거리가 일반화된 환경 속에서 생활하는 다수의 현대인들은 남녀를 불문하고 두피와 탈모 고민에서 자유로울 수 없다는 것이 이 실장의 설명이다.

이 실장은 아이미 두피탈모 전문클리닉을 오픈하기 전 고객에게 최대한의 서비스를 제공하기 위해 인근에 위치한 전문 두피탈모 관리숍을 모두 방문하여 고객의 입장에서 직접 두피 탈모 관리 서비스를 체험해 봤다고 한다. 현재 인근에 약 10여개의 두피관리센터가 영업을 하고 있는데 이들과 차별화를 두기 위해 아이미 두피탈모 전문클리닉에서는 아로마테라피를 특징으로

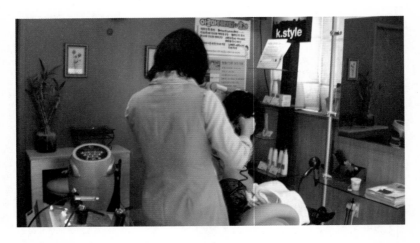

내세우고 있다.

　아이미 두피탈모 전문클리닉은 아로마테라피에 대한 풍부한 지식을 가진 관리사가 고객카드 및 진단기를 통해 얻어진 데이터를 통해 고객에게 필요한 효과를 제공하는 아로마 오일을 선택해 시술에 적용함으로써 관리시 사용하는 제품과 함께 시너지 효과를 얻을 수 있도록 하고 있다.

　예를 들어 비듬이 많은 지루성 두피를 지닌 고객의 경우, 샴푸시 아로마 오일을 첨가하여 비듬균을 제거하는 것은 물론 청량감을 제공한다거나 2시간 남짓 소요되는 관리시간 동안 팔 안쪽에 오일을 적용해 향기요법을 시행하는 것 등이다. 또 관리가 본격적으로 시작되기 전 시행되는 어깨, 목 마사지시 아로마 오일을 사용해서 스트레스 등에 의해 단단히 뭉쳐진 어깨, 목 근육을 시원하게 풀어주어 혈액순환이 잘 되도록 도와준다.

또 아이미 두피탈모 전문클리닉에서는 다양한 전문적인 검사를 받을 수 있다. 전문 관리사와의 충분한 상담을 통해 검사가 필요할 경우 머리카락을 이용한 중금속 검사와 타액 검사 등도 받을 수 있으며, 검사결과에 따라 체내에 축적되는 중금속의 양 및 신체상태를 한번 체크해 볼 수 있다.

이러한 검사를 통해 고객에게 보다 개별화되고 특화된 서비스를 제공하는 것이 장점이다. 검사 결과를 분석해 두피뿐 아니라 전반적인 식이요법 및 라이프 스타일 개선 등을 통해 탈모 관리는 물론 고객들의 전반적인 신체 밸런스를 맞춰주는데 도움을 준다.

관리가격은 사용 제품의 가격대에 따라 기본관리와 고급관리로 나뉘어 지는데 가장 가격대가 높은 것은 메조테라피(약 20만 원대)이다. 메조테라피는 바늘을 이용해 두피에 미세한 구멍을

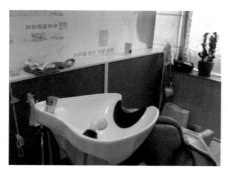 뚫어 영양성분을 보다 깊숙히 침투시키는 것으로 주로 탈모가 심한 고객들이 많이 받고 있다.

www.imi.co.kr

두피 · 모발 관련 기기 전문기업
뷰토피아

    다수의 국내 · 외 특허를 기반으로 우수한 기술력을 자랑하는 뷰토피아는 두피, 피부, 모발, 탈모관련 디지털 진단기와 관리기 등 모발 관련제품을 생산하는 대표기업이다.

    세계적으로 가장 앞서고 독창적인 기술을 자랑하고 있는 뷰토피아는 이미 1998년도에 세계 최초로 모발의 큐티클 층까지 영상 진단이 가능한 모발진단용 800배 렌즈 개발에 성공하여 세계적으로 앞선 기술을 증명하였다. 현재는 뷰토피아 'DIGITAL SCOPE' 라는 브랜드로 다양한 기종의 두피, 피부, 모발, 탈모관련 진단기를 세계 미용시장에 생산, 공급하고 있다.

    또한 2002년 6월에는 두피 및 모발 전문클리닉 제품인 'CLINIC 2020' 을 개발 출시하여 진단기로 진단한 후 클리닉제품 적용까지 일원화시켜 고객에게 간편하게 시술하면서도 확실한 효과를 경험하도록 하였다. 2006년 12월에는 초음파 마사지 기능 등 두피, 모발 관리를 위한 모든 필수기능을 탑재한 두피, 모발관리 전문기계 'Scalpmaster'를 개발하여 미용업체 및 클리닉 관련 업체의 효율적인 고객관리를 통한 성공경영을 지원하고 있다.

뷰토피아는 최근 발명특허를 획득한 '다단계 배율 변환 렌즈'를 출시해 업계의 파란을 예고했다. 다단계 배율 변환 렌즈는 두피, 모발, 피부의 진단시 각각 렌즈를 교환하던 불편함과 진단기기의 고장 발생률을 혁신적으로 개선한 렌즈이다.

뷰토피아의 최대 강점은 우수한 전문기기를 생산하는 기술력은 물론 두피사업의 생명과도 같은 지속적인 두피관리사 양성교육과 세미나를 개최하고, 주관함으로써 두피 · 탈모관리에 관한 완벽한 시스템을 갖췄다는 것이다.

▶두피 · 피부 · 모발 진단기 'DIGITAL SCOPE'

시각효과를 활용하여 피부, 두피 및 모발의 정확한 자료와 설득력있는 정보를 제공하고 신뢰감있는 진단시스템 도입으로 고객상담과 체계적인 서비스를 제공함으로써 신규 및 기존 고객의 효과적인 관리가 가능하다.

제품 특징

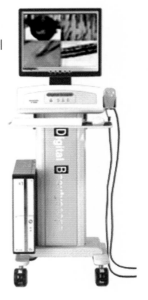

- **간편한 이동성** : 알미늄으로 된 가방형으로 손쉽게 이동이 가능하다.
- **고객 화상관리 기능** : 고객관리 업무를 바탕으로 한 피부, 두피, 모발을 화상으로 관리함.
- **화면 정지 기능** : 정지된 화면에서 장시간 동안 고객에게 뷰티 컨설팅 가능.
- **화면 분할 기능** : 화면 분할 기능(1화면, 2화면, 4화면)이 내장되어 있어서 비교, 분석이 가능.
- **밀레니엄형 디자인** : 컴퓨터 디자인 설계에 의하여 어느 공간에도 어울리는 아름답고 콤팩트한 디자인.
- **고성능 렌즈** : 특수 코팅처리된 렌즈에 의해 화질이 깨끗하고 선명함.
- **렌즈 교환 기능** : 카메라 1대로 각종 배율의 렌즈를 쉽게 교환하여 사용할 수 있는 기능.
- **다양한 제품 시리즈** : 사용목적 및 기호에 따른 다양한 시리즈 구성.
- **고화질 LCD모니터** : 고화질 LCD전용 컬러 모니터.
- **편리한 호환성** : 모든 기종의 TV, PC등에 호환이 가능함.
- **5V 정전압** : 오랜시간 작동해도 열의 발생이 없기 때문에 하자 발생 요인을 없앤 세계 최초의 5V 정전압 사용 제품.

▶두피 · 피부 · 탈모관리 종합기 'Scalpmaster'

　Scalpmaster는 두피, 피부, 탈모 관리를 위해 필요한 필수적인 모든 기능을 탑재한 두피, 피부, 탈모관리 전문 종합기계다. 두피, 피부, 탈모 진단 후 타입별로 제품을 사용하는 과정에서 효과를 극대화 시킬수 있는 모든 기능과 클렌징, 초음파, 이온토포레시스, 에어브러쉬 기능이 탑재돼 있다.

제품 특징

- **클렌징** : 피부와 두피의 모공속에 노폐물을 제
  거하여 피부, 두피의 세정 및 살균효과를 부여
  한다.
- **초음파 기능** : 1Mhz의 초음파를 일정한 주파
  수로 계속적으로 흐르게 하여 피부, 두피의 체
  세포를 활성화시키고 모근을 튼튼하게 해준다.
- **이온토포레시스** : 앰플 및 영양액을 깊숙하게 침투시키
  며, 직류전류를 이용하여 (+)극 또는 (−)극으로 이온화된
  용매를 피부, 두피조직에 원활하게 이동시켜 피부, 두피에 산성이나 알칼리
  성의 효능을 줄 뿐만 아니라 피부, 두피에 유익한 제품을 깊숙하게 침투시킨다.
- **에어브러쉬** : 앰플 및 영양액을 피부, 두피에 미세하게 분사하여 피부와 두피의
  모공에 영양액을 골고루 도포해준다.

▶두피 · 탈모관리 전문제품 'CLINIC 2020 Plus'

'CLINIC 2020 Plus'는 두피, 탈모관리를 위해 개발된 제품
으로 간단한 시술로 탁월한 효과를 나타낸다.

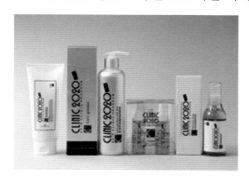

CLINIC 2020 Plus는
탈모 라인, 비듬 라인, 지
성 라인, 민감성 라인, 두
피 팩으로 구성돼 있다.

www.beautopia.net

탈모, 막아주세요
탈모방지 헤어제품

탈모관리 헤어제품은 일반적으로 탈모를 치료하는 개념이 아니라 탈모를 예방하거나 현 상태를 유지, 관리하는 제품을 의미한다.

다양한 탈모관리 헤어제품들이 출시되고 있지만 근본적인 원인을 해결하기 보다는 두피에 영양을 공급해주어 더 이상 탈모가 발생되지 않게 방지하는 역할이 최대 효과인 셈이다.

특히 탈모관리 헤어제품은 현재까지 정확하게 정의된 것이 없기 때문에 의약외품으로 출시되는 제품들이 가장 신뢰도가 높다.

의약외품은 2000년 개정된 약사법에 의해 새롭게 생겨난 용어로 위생용품과 의약부외품이 통합된 것을 의미하며 약사법의 의약외품범위지정(보건복지부고시 제2004−82호)에 따라 헤어분야의 탈모관리 제품은 탈모의 방지 또는 양모제(탈모의 방지 또는 양모를 목적으로 쓰이는 외용제제. 다만 호르몬을 함유하는 경우 원료약품 분량의 기준은 100g 또는 100ml 중 디에칠스틸베스트 2mg이하, 하이드로코티손 및 그 에스텔 1.6mg이하, 프레드니솔론 0.5mg 이하)인 경우 의약외품에 해당된다.

탈모방지와 양모제 의약외품의 제조는 보건복지부가 정하는 기준에 따라 제조 허가와 등록 허가를 받아야 가능하다. 즉, 의약외품으로 출시되는 탈모관리 헤어제품은 일정 수준의 식약청 평가를 받은 것으로 인증된 제품이다.

흔히 발모제(發毛劑)라는 말을 쓰기도 하지만 발모제는 머리카락을 나게 하는 것을 의미해 이는 의약품에 해당되는 말이며 의약외품에서는 맞지 않는 표현이다. 의약외품에서는 머리카락의 성장을 돕는다는 의미의 양모제(養毛劑)와 탈모를 방지한다는 의미의 탈모방지제가 올바른 표현이다.

제품 종류로는 최근 의약외품을 인증받은 탈모관리 헤어제품 제형이 확대되고 있지만 샴푸와 토닉, 모액 제형이 일반적이다.

01 국내 탈모관리 헤어제품 시장

업계에 따르면 우리나라 탈모 인구는 현재 1,000만 명에 육박하고 있으며 여성탈모 인구가 급증하면서 탈모관리 헤어제품 구매 인구도 매년 크게 증가하고 있는 상황이다.

두피 관리숍, 가발, 의약품, 탈모관련 제품 등 전체 탈모 관련 시장 규모는 2조원 안팎으로 추산되고 있으며 이중 탈모관리 헤어제품 비중은 헤어살롱 등에서 판매되는 프로페셔널 제품과 일반 시중에서 구매가 가능한 제품을 합쳐 약 3,000억원대로 추산되고 있다.

특히 샴푸시장은 1,300억원대 규모로 매년 급성장하고 있으며 탈모 샴푸가 전체 샴푸시장에서 차지하는 비율도 2007년 4.6%에서 2009년 14.3%로 2년만에 3배 이상 성장한 것으로 나타났다.

또한 의약외품에 대한 소비자들의 신뢰도가 높아지면서 탈모관리

헤어제품들의 의약외품 허가건수도 매년 급증하고 있는 추세다.

식약청 자료에 따르면 식약청에서 의약외품 중 양모제 허가건수는 2005년 18건에서 2009년 50건으로 2.7배 가량 늘어난 것으로 집계됐다

국내 시장에서 탈모관리 헤어제품 시장이 성장하게 된 것은 1990년 대 중후반으로 급속한 경제발전으로 각종 환경오염, 생활 스트레스가 늘어나면서 탈모 인구가 급증하고 생활의 여유로 미에 대해 신경 쓰는 남성들이 늘어나면서 부터다.

2000년대 이전에는 미국 및 독일, 일본 제품이 헤어살롱과 강남의 고급 헤어살롱에서 고가의 관리 시장을 형성하고 있었으나 2000년대 초 온라인과 홈쇼핑 유통 채널이 발전하면서 임상내용을 바로 바로 확인할 수 있고, 직접 가지 않고도 제품 구입이 가능해 탈모관리 헤어제품 구매 사례가 급증하게 되었다.

국내 시장에서 최초의 탈모 관련 제품은 1996년 태평양제약이 선보인 '닥터모'이며 이후 약사법 개정으로 의약외품이 생겨나면서 관련제품들이 크게 늘어나기 시작했다.

그 후 2005년 홈쇼핑과 온라인시장이 일반화되고 다양한 임상 및 리뷰가 소개되면서 탈모관리 제품은 오늘날 화장품 시장에서도 무시할 수 없을 정도로 성장했다.

그중에서도 두리화장품 (주)이 1998년 출시한 '댕기머리'는 2007년 홈쇼핑에 등장해 폭발적인 인기를 얻으면서 연일 화제가 되었으며 대표적인 탈모관리 제품으로 현재까지 그 위명을 떨치고 있다.

현재 국내 시판시장은 두리화장품의 '댕기머리'와 아모레퍼시픽의 '려', LG생활건강의 '리엔' 등이 빅3로 자리잡고 있으며 프로페셔널 시장에서는 아모스프로페셔널의 '녹차실감'이 국내 제품 가운데서는 가장 큰 주목을 받고 있다.

이외에도 우신화장품의 '숱 많고 검을 진', 세화피앤씨의 '리체나', 동성제약의 '세븐에이트모텍', 서울화장품의 '수월액', 일진코스메틱의 '피토스토리 프리미엄' 등이 대표 제품으로 꼽히고 있다.

2006년에 들어서면서는 국내에 한국두피건강협회(국제트리콜로지스트연맹)와 국제두피모발협회가 트리콜로지스트 자격증 시험을 실시하며, 전문가가 대량 양성돼 마사지와 제품, 모발관리, 두피관리가 결합된 시스템(프로그램)을 판매하는 시장이 형성되기 시작했다.

2008년부터는 미용사 자격에서 피부관리사 자격이 분리되며, 미용사들의 주요 수입원이었던 피부관리가 빠지면서 새로운 수입원인 두피 및 모발관리 시장으로 눈을 돌리기 시작했다.

현재 탈모관리 헤어제품은 시중에서 판매되는 제품과 헤어살롱, 병의원, 두피관리센터에서 판매되는 전문가 제품으로 구분되고 있다.

최근 시중에서 판매되는 제품은 탈모를 연상시키는 스캘프나 毛 등의 제품명이 여전히 많이 사용되고 있으며, 이와 함께 성분을 부각시키거나 한방 이미지를 강조한 제품명으로 독자성을 높인 것도 하나의 특징이다.

여기에 '수월액'이나 '숱많고 검을 진'처럼 기억하기 쉬운 제품명을 사용하기도 하고, '생그린'이나 '려', '세븐에이트', '에버리치' 등은 기존 히트 브랜드를 부각시킨 사례다.

소비자가는 단일 제품을 기준으로 현재 토닉류의 일반 소비자 대상 판매가는 2만원대에서 8만원대로 형성되어 있으며 일반적으로 3~4만원대 제품이 주류를 이루고 있다. 샴푸는 2만원대다.

한편 현재 탈모에 관련된 소비자 조사는 정부 차원의 조사 자료는 전무한 상황이며, 피부과, 언론사, 협회 등에서 대상자를 선정해 리서치를 진행하는 것이 일반적이다. 이들 자료는 각 대상에 따라 다소 차이를 보이고 있으며 공통된 의견은 스트레스성 탈모의 증가, 탈모 고민 연령대의 하락, 여성탈모 인구의 급증, 탈모 전문제품 사용과 정기적 케어로 인한 예방 및 치료가 중요하다는 것이다.

02 탈모관리 헤어제품 – 의약외품

다양한 제품들이 출시되고 그 유형도 다양해지고 있지만 탈모관리 헤어제품 중 소비자들의 신뢰도가 높은 제품은 의약외품에서 찾을 수 있다.

식약청이 정한 규정에 따라 심사를 거쳐 허가된 제조시설에서 개발된 제품이란 점에서 소비자들에게 신뢰도를 확보하고 있기 때문이다.

이들 제품은 크게 샴푸와 토닉(세럼), 모액이 대표적이며 최근에는 다른 제형으로도 점차 영역이 확대되고 있는 추세다.

식약청 자료를 분석한 결과 2010년 말 현재 의약외품 허가를 받은 샴푸 및 샴푸액 건수는 44건이었으며 토닉은 51건, 모액은 21건으로 나타났다. 즉, 의약외품 허가를 받은 제품은 전체 시장을 놓고 보았을 때 작은 비중으로, 최근 다수의 화장품 제조사들이 의약외품 시장에 뛰어들고 있는 이유도 이 때문이다.

자료에서도 알 수 있듯이 탈모관리 헤어제품 중 가장 많은 부분을 차지하는 것은 토닉으로 샴푸와 트리트먼트 사용 후 마사지하듯 바르는 제품이 주류를 이룬다. 용량은 50ml가 일반적이며 앰플 형태로 출시되는 것도 늘고 있다.

03 탈모관리 베스트 제품

제품명	회사	유형	용량	소비자가	구성	유통
댕기머리 스칼토닉	두리화장품	토닉	50ml	30,000원	단일	전유통
녹차실감 토닉	아모스 프로페셔널	토닉	100ml	30,000원	샴푸액, 트리트먼트, 앰플	헤어살롱
숱많고 검을 진	우신화장품	토닉	155ml		샴푸액, 필링젤	미용실, 화장품 전문점
다모 스페셜 토닉	다모생활건강	토닉	120ml	80,000원	샴푸, 건강기능식품	자체관리센터, 헤어살롱
리체나 토닉	세화피앤씨	토닉	210ml	30,000원	샴푸 등 20여개 품목	화장품 전문점, 온라인

제품명	회사	유형	용량	소비자가	구성	유통
에버리치 흑단모 샴푸액	에버코스	샴푸	500ml	28,000원	단일	온라인, 화장품 전문점
세븐에이트 모텍	동성제약	샴푸	300ml	25,000원	외용제, 미녹시딜 제품	약국, 온라인
수월액 명품 한방샴푸	서울화장품	샴푸	550ml	28,000원	150ml 샴푸	온라인
생그린 흑모장생	㈜생그린	샴푸	350ml	45,000원	70ml샴푸(증정용)	방문판매
보노겐액	㈜보노겐	샴푸	170ml	25,000원	240ml, 250ml	하이리빙, 온라인, 약국
려 자양윤모 진액	㈜아모레퍼시픽	토닉	150ml	21,740원	샴푸액	마트, 슈퍼마켓, 온라인
헤르겐 토닉	㈜엔베코팜	토닉	150ml	40,000원	헤르겐액(샴푸)	병원
메디루츠액	일진코스메틱	토닉	80ml	75,000원 (세트)	클리메디 샴푸 2개 포함 세트	헤어살롱

(04) 탈모관리 의약외품 허가 리스트

1. 샴푸

번호	제품명		업체명		허가일	업종	
	품목기준코드	전문/일반	품목분류			허가번호	품목구분
1	1. 스캘큐어머치모액 2. 다나한모두샴푸액 3. 가나다모샴푸액		소망화장품(주)		2007-04-30	의약외품	
	200704939	의약외품	모발용제 (발모, 탈모, 염모, 양모제)			397	의약외품
2	1.네츄럴스칼프클리닉샴푸 2.데일리클리닉샴푸 3.리퍼페스칼프클리닉샴푸		(주)나우코스		2007-04-23	의약외품	
	200704738	의약외품	모발용제 (발모, 탈모, 염모, 양모제)			102	의약외품

번호	제품명		업체명	허가일	업종	
	품목기준코드	전문/일반	품목분류		허가번호	품목구분
3	1.두앤모샴푸액 2.녹모수샴푸액 3.댕기스캘프샴푸액 4.데필레샴푸액 5.피앙코샴푸액 6.엠코매드샴푸액 7.댕기모궁샴푸액 8.아르테트리트먼트샴푸액		한국미용화장품(주)	2010-08-13	의약외품	
	201005006	의약외품	모발용제 (발모, 탈모, 염모, 양모제)		5002	의약외품
4	1.모양내기액 2.나지오액 3.티에스샴푸		(주)스킨팜	2009-07-23	의약외품	
	200905850	의약외품	모발용제 (발모, 탈모, 염모, 양모제)		58	의약외품
5	1.본누아메디액 2.미생모샴푸		한국콜마(주)	2008-08-20	의약외품	
	200808869	의약외품	모발용제 (발모, 탈모, 염모, 양모제)		207	의약외품
6	1.수월액 2.플로럴액 3.홀리액 4.노아액 5.비원수월액 6.이문원샴푸액 7.어유미액 8.고운비체홍율진샴푸액		(주)서울화장품	2007-04-26	의약외품	
	200704900	의약외품	모발용제 (발모, 탈모, 염모, 양모제)		318	의약외품
7	1.숱검진샴푸액 2.뉴소패스트헤어부스터샴푸액		(주)우신화장품	2008-05-23	의약외품	
	200805768	의약외품	모발용제 (발모, 탈모, 염모, 양모제)		205	의약외품
8	1.에스따르헤어로스컨트롤샴푸액 2.에스따르블랙두피리바이탈라이징샴푸액 3.에스따르헤어로스솔루션샴푸액 4.에스따르헤어로스시스템샴푸액 5.에스따르헤어로스컨트롤인텐시브샴푸액		애경산업(주)	2009-02-23	의약외품	
	200901450	의약외품	모발용제 (발모, 탈모, 염모, 양모제)		86	의약외품
9	1.카페모샴푸액 2.동의모감포맨샴푸액 3.동의모감샴푸액		(주)솔레오	2010-08-03	의약외품	
	201004809	의약외품	모발용제 (발모, 탈모, 염모, 양모제)		5003	의약외품
10	1.한스킨비비스캘프액 2.닥터헤어맥스샴푸액 3.아나모스캘프액		(주)솔레오	2006-12-13	의약외품	

번호	제품명		업체명	허가일	업종	
	품목기준코드	전문/일반	품목분류		허가번호	품목구분
10	4.베리쟈스한방건강한모발샴푸액 5.그린존스페셜제트피씨샴푸액 6.페이스온샴푸액 7.두드림샴푸액		(주)솔레오	2006-12-13	의약외품	
	200611475	의약외품	모발용제 (발모, 탈모, 염모, 양모제)		1	의약외품
11	고투콜라진샴푸액, 시크릿키뉴 소패스트헤어부스터샴푸액, 수 앤샴푸액, 수앤트리트먼트액, 프 리미엄숱검진샴푸액, 진앤셀앰 에스앰샴푸액, 에르모소스칼프 클리닉샴푸액, 활다윤모샴푸액		(주)우신화장품	2010-02-02	의약외품	
	201001154	의약외품	모발용제 (발모, 탈모, 염모, 양모제)		317	의약외품
12	까망헤어샴푸(처방1), 진생화헤어샴푸(처방2), 비에스떼헤어샴푸(처방3), 에이스스칼프케어샴푸(처방4)		에이스제약	2008-07-07	의약외품	
	200807520	의약외품	모발용제 (발모, 탈모, 염모, 양모제)		16	의약외품
13	다모스캘프샴푸		다모아이엔씨	2010-03-02	의약외품	
	201001768	의약외품	모발용제 (발모, 탈모, 염모, 양모제)		94	의약외품
14	다모애테라피샴푸액		듀얼라이프(주)	2010-02-26	의약외품	
	201001743	의약외품	모발용제 (발모, 탈모, 염모, 양모제)		2	의약외품
15	려화윤생샴푸액		(주)아모레퍼시픽	2008-12-24	의약외품	
	200811853	의약외품	모발용제 (발모, 탈모, 염모, 양모제)		393	의약외품
16	려흑운모샴푸액/아모스녹차실 감샴푸액/아모스녹차실감트리 트먼트액/려홍진단진결모샴푸 액/려운결모샴푸액/려흑윤생기 자양윤모샴푸액(지성두피용)/ 려흑윤생기자양윤모샴푸액(건 성두피용)/려흑윤생기자양윤모 샴푸액(민감성두피용)		(주)아모레퍼시픽	2009-02-13	의약외품	
	200901234	의약외품	모발용제 (발모, 탈모, 염모, 양모제)		394	의약외품
17	리메이크뷰스타일링샴푸액		(주)하나코스	2010-04-08	의약외품	
	201002636	의약외품	모발용제 (발모, 탈모, 염모, 양모제)		115	의약외품

번호	제품명		업체명	허가일	업종	
	품목기준코드	전문/일반	품목분류		허가번호	품목구분
18	리체나팜그로맥스샴푸액		(주)세화피앤씨	2010-07-30	의약외품	
	201004769	의약외품	모발용제 (발모, 탈모, 염모, 양모제)		5014	의약외품
19	리코탑라이스샴푸액(제1처방) 데우스골드라이스브랜샴푸액 (제2처방)		(주)새롬화장품	2010-02-05	의약외품	
	201001243	의약외품	모발용제 (발모, 탈모, 염모, 양모제)		605	의약외품
20	머리나라헤어샴푸		한라바이오메디컬	2008-11-14	의약외품	
	200811006	의약외품	모발용제 (발모, 탈모, 염모, 양모제)		1	의약외품
21	모닥터봉한방골드샴푸액		(주)본코스메틱	2010-10-22	의약외품	
	201006447	의약외품	모발용제 (발모, 탈모, 염모, 양모제)		239	의약외품
22	모리가락샴푸액		(주)종근당	2007-08-10	의약외품	
	200709462	의약외품	모발용제 (발모, 탈모, 염모, 양모제)		18	의약외품
23	모발리안샴푸액		현대약품(주)	2009-01-20	의약외품	
	200900736	의약외품	모발용제 (발모, 탈모, 염모, 양모제)		5	의약외품
24	모앤모아헤어게인헤어로스클리닉액/리엔보양진헤어로스클리닉샴푸액/큐레어인텐시브클리닉헤어로스앤스칼프샴푸액/리엔한방헤어로스클리닉자하진샴푸액/리엔한방헤어로스클리닉자하진컨디셔너액/리엔한방헤어로스클리닉자하진모근팩액/비욘드힐링포스샴푸액/비욘드힐링포스컨디셔너액/리엔보양진헤어로스클리닉트리트먼트액/명한미인도단칠보미려진샴푸액/명한미인도단칠보미려진트리트먼트액/비욘드미연환선모샴푸액/비욘드미연환선모린스액/비욘드미연환선모영양팩액		(주)엘지생활건강	2007-06-01	의약외품	
	200706290	의약외품	모발용제 (발모, 탈모, 염모, 양모제)		201	의약외품

번호	제품명		업체명	허가일	업종	
	품목기준코드	전문/일반	품목분류		허가번호	품목구분
25	미샤프로바이스진모샴푸액/ 티나모한방헤어샴푸액		(주)코스메카코리아	2008-01-24	의약외품	
	200800996	의약외품	모발용제 (발모, 탈모, 염모, 양모제)		8	의약외품
26	백년동안담샴푸액		(주)믹스앤매치	2010-04-26	의약외품	
	201003054	의약외품	모발용제 (발모, 탈모, 염모, 양모제)		2	의약외품
27	생그린흑모장생샴푸액		(주)생그린	2009-12-30	의약외품	
	200909433	의약외품	모발용제 (발모, 탈모, 염모, 양모제)		3	의약외품
28	세븐에이트모텍샴푸액		동성제약(주)	2006-10-30	의약외품	
	200607597	의약외품	모발용제 (발모, 탈모, 염모, 양모제)		123	의약외품
29	세카모린샴푸		(주)피코바이오	2009-04-10	의약외품	
	200902583	의약외품	모발용제 (발모, 탈모, 염모, 양모제)		59	의약외품
30	스칼프앤헤어샴푸		제니코스(주)	2010-10-28	의약외품	
	201006513	의약외품	모발용제 (발모, 탈모, 염모, 양모제)		7	의약외품
31	싸이토맥스바이탈샴푸		포쉬에화장품주식회사	2008-06-05	의약외품	
	200806270	의약외품	모발용제 (발모, 탈모, 염모, 양모제)		5	의약외품
32	애체칼라샴푸 (니트로P-페닐렌디아민)		(주)유성코리아트레이딩	2008-06-05	의약외품	
	200806293	의약외품	모발용제 (발모, 탈모, 염모, 양모제)		67	의약외품
33	에버리치흑단모샴푸액		(주)에버코스	2010-08-09	의약외품	
	201004916	의약외품	모발용제 (발모, 탈모, 염모, 양모제)		10	의약외품
34	엘라스틴헤어게인두피안티에이징샴푸액/엘라스틴헤어게인두피안티에이징컨디셔너액/리엔보양진헤어로스클리닉에스샴푸액/큐레어헤어로스앤스칼프샴푸액/리엔헤어로스클리닉자하진샴푸본액민감성두피용/리엔헤어로스클리닉자하진컨디셔너액/리엔헤어로스클리닉자하진모발두피팩액/리엔보양진헤어로스클리닉에스트리트먼트액/리엔헤어로스클리닉자		(주)엘지생활건강	2010-04-22	의약외품	

번호	제품명		업체명	허가일	업종	
	품목기준코드	전문/일반	품목분류		허가번호	품목구분
34	하진샴푸진액건성두피용/리엔헤어로스클리닉자하진샴푸유액지성두피용/리엔헤어로스클리닉자하진극손상샴푸액/리엔헤어로스클리닉자하진컨디셔너액건성두피용/리엔헤어로스클리닉자하진모발두피팩액건성두피용/엘라스틴헤어겐인두피안티에이징모근팩액/리엔헥사헤어폴솔루션샴푸액/리엔헥사헤어폴솔루션컨디셔너액/리엔온극진금샴푸액/리엔온극진금린스유액/온극진금샴푸액/온극진금린스유액		(주)엘지생활건강	2010-04-22	의약외품	
	201003026	의약외품	모발용제 (발모, 탈모, 염모, 양모제)		262	의약외품
35.	오리팬헤어액(제1처방), 홍화설홍비샴푸액(제2처방)		(주)엘랑	2009-09-23	의약외품	
	200907048	의약외품	모발용제 (발모, 탈모, 염모, 양모제)		1	의약외품
36	제품1 다나한모보양샴푸액, 제품2 다나한천심린샴푸액		소망화장품(주)	2010-09-09	의약외품	
	201005511	의약외품	모발용제 (발모, 탈모, 염모, 양모제)		5021	의약외품
37	제품1.여풍진생모샴푸액, 제품2.모아이샴푸액, 제품3.모발산샴푸액, 제품4.헤어숲샴푸액		(주)나투젠	2007-06-27	의약외품	
	200707399	의약외품	모발용제 (발모, 탈모, 염모, 양모제)		18	의약외품
38	제품명1:모듬결액, 제품명2:모나샴푸액, 제품명3:굿모닝샴푸액, 제품명4:올이나샴푸액, 제품명5:씨놀샴푸액		그레이스씨앤티	2007-10-31	의약외품	
	200711974	의약외품	모발용제 (발모, 탈모, 염모, 양모제)		4	의약외품
39	처방1.모가력샴푸 처방2.모모헤어샴푸 처방3.헤르바베이샴푸		한국아이원(주)	2009-07-03	의약외품	
	200904817	의약외품	모발용제 (발모, 탈모, 염모, 양모제)		25	의약외품

번호	제품명		업체명	허가일	업종	
	품목기준코드	전문/일반	품목분류		허가번호	품목구분
40	처방 1:헤르겐액, 처방 2:새난참모액, 처방 3:락앤모청샴푸액, 처방 4:헤어라이프샴푸액		유씨엘(주)	2006-05-17	의약외품	
	200604970	의약외품	모발용제 (발모, 탈모, 염모, 양모제)		8	의약외품
41	케어메드샴푸로션		(주)일진코스메틱	2010-04-07	의약외품	
	201002530	의약외품	모발용제 (발모, 탈모, 염모, 양모제)		245	의약외품
42	쿠페트리플케어샴푸액		(주)에스에이치제약	2009-05-22	의약외품	
	200903490	의약외품	모발용제 (발모, 탈모, 염모, 양모제)		56	의약외품
43	클리메디샴푸액		(주)일진코스메틱	2009-11-06	의약외품	
	200907922	의약외품	모발용제 (발모, 탈모, 염모, 양모제)		241	의약외품
44	헤어로스케어샴푸액		아이피어리스	2009-07-16	의약외품	
	200905494	의약외품	모발용제 (발모, 탈모, 염모, 양모제)		99	의약외품

2. 토닉

번호	제품명		업체명	허가일	업종	
	품목기준코드	전문/일반	품목분류		허가번호	품목구분
1	1.댕기머리스칼토닉액 2.댕기머리한올림두피케어토닉 3.댕기머리진기(珍氣)토닉액 4.댕기머리진기모근진액		두리화장품(주)	2008-05-07	의약외품	
	200805222	의약외품	모발용제 (발모, 탈모, 염모, 양모제)		4	의약외품
2	1.댕기스캘프토닉 2.녹모수		한국미용화장품(주)	2007-07-16	의약외품	
	200708241	의약외품	모발용제 (발모, 탈모, 염모, 양모제)		34	의약외품
3	1.더페이스샵한방모발보감두피토닉액 2.하존메디토닉액 3.키마스칼프토닉액		(주)뷰티가든	2008-07-10	의약외품	
	200807641	의약외품	모발용제 (발모, 탈모, 염모, 양모제)		42	의약외품
4	1.두피앤모헤어토닉 2.허벌헤어토닉 3.큐어플러스스칼프헤어토닉 4.리퍼페스칼프헤어토닉		(주)나우코스	2007-04-23	의약외품	
	200704675	의약외품	모발용제 (발모, 탈모, 염모, 양모제)		101	의약외품

번호	제품명		업체명	허가일	업종	
	품목기준코드	전문/일반	품목분류		허가번호	품목구분
5	1.려화윤생프로그램진액 2.아모스녹차실감인텐시브토닉 3.려홍진단진결모수진액 4.려자양윤모진액 5.려흑운모집중케어명품진액 6.려자양윤모볼륨스프레이액 7.미장센스타일그린두피&볼륨스프레이액		(주)아모레퍼시픽	2009-02-18	의약외품	
	200901314	의약외품	모발용제(발모, 탈모, 염모, 양모제)		395	의약외품
6	1.로쎄양활모헤어토닉액 2.로베리아활모헤어토닉액		(주)로쎄양	2007-03-09	의약외품	
	200702905	의약외품	모발용제(발모, 탈모, 염모, 양모제)		35	의약외품
7	1.모양내기헤어토닉액, 2.나지오헤어토닉액, 3.티에스헤어토닉액		(주)스킨팜	2009-07-23	의약외품	
	200905851	의약외품	모발용제(발모, 탈모, 염모, 양모제)		59	의약외품
8	1.벨데스헤어리스토어토닉 2.헤르겐토닉 3.본흑한방헤어토닉 4.아방가드로헤어BB스켈프토닉		(주)피엘코스메틱	2009-05-08	의약외품	
	200903192	의약외품	모발용제(발모, 탈모, 염모, 양모제)		286	의약외품
9	1.보뜨헤어파워토닉액, 2.여풍진생모헤어토닉액, 3.줄기헤어로스토닉액, 4.모아이토닉액, 5.루트메디에이치21액		(주)나투젠	2008-07-23	의약외품	
	200808082	의약외품	모발용제(발모, 탈모, 염모, 양모제)		62	의약외품
10	1.삼삼모헤어토닉액, 2.삼삼모헤어토닉액골드, 3.미소모헤어토닉액, 4.미소모헤어토닉액골드, 5.닥터삼삼모헤어토닉액(수출용), 6.닥터삼삼모헤어토닉액골드(수출용)		(주)삼삼모	2010-03-12	의약외품	
	201002042	의약외품	모발용제(발모, 탈모, 염모, 양모제)		597	의약외품
11	1.알파와오메가153헤어토닉액, 2.헤르바헤어토닉액, 3.팜파스히노키스켈프토닉액		한국아이원(주)	2007-06-08	의약외품	
	200706591	의약외품	모발용제(발모, 탈모, 염모, 양모제)		8	의약외품

번호	제품명		업체명	허가일	업종	
	품목기준코드	전문/일반	품목분류		허가번호	품목구분
12	1.애경바이탈스칼프토닉액 2.에스따르스칼프리바이탈라이징토닉액 3.에스따르스칼프에너자이징토닉액		애경산업(주)	2009-04-10	의약외품	
	200902584	의약외품	모발용제 (발모, 탈모, 염모, 양모제)		88	의약외품
13	1.오쎄베리쟈스한방헤어토닉액, 2.포헤어포뮬라올가비타토닉액, 3.닥터헤어맥스토닉액,4.아나모헤어토닉액,5.동의모감포맨토닉액, 6.동의모감토닉액, 7. 링클비헤어토닉액		(주)솔레오	2008-03-03	의약외품	
	200802485	의약외품	모발용제 (발모, 탈모, 염모, 양모제)		32	의약외품
14	까망스칼프토닉액(제1처방), 진생화헤어토닉액(제2처방), 비에스떼헤어토닉액(제3처방), 에이스스칼프토닉액(제4처방)		에이스제약	2009-08-13	의약외품	
	200906286	의약외품	모발용제 (발모, 탈모, 염모, 양모제)		17	의약외품
15	까펠리데볼리헤어토닉액		(주)엠코스메틱	2008-08-07	의약외품	
	200808529	의약외품	모발용제 (발모, 탈모, 염모, 양모제)		103	의약외품
16	네오리아필모헤어토닉		(주)디베스	2003-10-28	의약외품	
	200306030	의약외품	모발용제 (발모, 탈모, 염모, 양모제)		3	의약외품
17	노볼드헤어토닉		루쏘화장품	2002-04-30	의약외품	
	200208103	의약외품	모발용제 (발모, 탈모, 염모, 양모제)		2	의약외품
18	다나한모헤어토닉		소망화장품(주)	2007-07-10	의약외품	
	200707954	의약외품	모발용제 (발모, 탈모, 염모, 양모제)		400	의약외품
19	다모스페셜토닉액		다모아이엔씨	2009-12-31	의약외품	
	200909471	의약외품	모발용제 (발모, 탈모, 염모, 양모제)		93	의약외품
20	다모애테라피헤어토닉액		듀얼라이프(주)	2010-06-09	의약외품	
	201003928	의약외품	모발용제 (발모, 탈모, 염모, 양모제)		3	의약외품
21	레지띰스켈프토닉		(주)웰코스	2007-04-19	의약외품	
	200704498	의약외품	모발용제 (발모, 탈모, 염모, 양모제)		4	의약외품
22	리메이크뷰스타일링헤어토닉		(주)하나코스	2010-04-13	의약외품	
	201002713	의약외품	모발용제 (발모, 탈모, 염모, 양모제)		116	의약외품

번호	제품명		업체명	허가일	업종	
	품목기준코드	전문/일반	품목분류		허가번호	품목구분
23	리비토닉-에프액		조아제약(주)	2007-12-06	의약외품	
	200713090	의약외품	기타의 자양강장변질제		4	의약외품
24	리비토닉액		조아제약(주)	2006-12-12	의약외품	
	200612301	의약외품	기타의 자양강장변질제		2	의약외품
25	리코탑라이스토닉액(제1처방) 리코탑라이스트리트먼트액(제2처방) 데우스골드라이스브랜토닉액(제3처방) 데우스골드라이스브랜트리트먼트액(제4처방)		(주)새롬화장품	2010-02-05	의약외품	
	201001244	의약외품	모발용제 (발모, 탈모, 염모, 양모제)		606	의약외품
26	모닥터봉한방토닉액		(주)본코스메틱	2010-10-22	의약외품	
	201006446	의약외품	모발용제 (발모, 탈모, 염모, 양모제)		238	의약외품
27	모본헤어토닉액, 숲숲장생모헤어토닉액		(주)예일제약	2009-08-13	의약외품	
	200906285	의약외품	모발용제 (발모, 탈모, 염모, 양모제)		7	의약외품
28	모신헤어토닉		(주)모신바이오텍	2007-12-17	의약외품	
	200713388	의약외품	모발용제 (발모, 탈모, 염모, 양모제)		37	의약외품
29	모헤는아침헤어토닉		(주)내추럴디앤씨	2007-04-26	의약외품	
	200704902	의약외품	모발용제 (발모, 탈모, 염모, 양모제)		4	의약외품
30	무싸이스피드토닉		(주)엔에스텍	2009-05-06	의약외품	
	200903135	의약외품	모발용제 (발모, 탈모, 염모, 양모제)		33	의약외품
31	바이탈토닉		(주)태평양제약	2007-03-29	의약외품	
	200703646	의약외품	모발용제 (발모, 탈모, 염모, 양모제)		4	의약외품
32	세라메딕스칼프비토닉		(주)세라메딕코리아	2010-08-31	의약외품	
	201005245	의약외품	모발용제 (발모, 탈모, 염모, 양모제)		2	의약외품
33	세카모린헤어토닉		(주)피코바이오	2009-04-10	의약외품	
	200902582	의약외품	모발용제 (발모, 탈모, 염모, 양모제)		58	의약외품
34	숱검진액, 뉴소패스트헤어부스터액(토닉), 수앤원액, 모나겐진액		(주)우신화장품	2007-09-03	의약외품	
	200710070	의약외품	모발용제 (발모, 탈모, 염모, 양모제)		193	의약외품
35	스바스큐어헤어토닉		포쉬에화장품주식회사	2008-10-13	의약외품	
	200810353	의약외품	모발용제 (발모, 탈모, 염모, 양모제)		7	의약외품

번호	제품명		업체명	허가일	업종	
	품목기준코드	전문/일반	품목분류		허가번호	품목구분
36	스칼프앤헤어토닉		제니코스(주)	2010-10-28	의약외품	
	201006514	의약외품	모발용제 (발모, 탈모, 염모, 양모제)		8	의약외품
37	시크리티스스칼헤어에센셜토닉		나드리화장품(주)	2007-04-26	의약외품	
	200704893	의약외품	모발용제 (발모, 탈모, 염모, 양모제)		18	의약외품
38	싸이토맥스바이탈토닉		동성제약(주)	2009-03-19	의약외품	
	200902044	의약외품	모발용제 (발모, 탈모, 염모, 양모제)		478	의약외품
39	아모스인텐시브토닉-겔타입		(주)아모레퍼시픽	2009-08-17	의약외품	
	200906371	의약외품	모발용제 (발모, 탈모, 염모, 양모제)		421	의약외품
40	오리엔탈허브헤어토닉/스칼프 테라피포커스헤어토닉/쉬림어 의비책약초수헤어토닉		(주)나우코스	2008-11-10	의약외품	
	200810903	의약외품	모발용제 (발모, 탈모, 염모, 양모제)		235	의약외품
41	오알파컨트롤헤어쓰리액션토닉액		대봉엘에스(주)	2008-02-29	의약외품	
	200802356	의약외품	기타의 외피용약		69	의약외품
42	제품명1:사랑헤어한방모액, 제품명2: 그레이스모나토닉액, 제품명3: 굿모닝토닉액, 제품명4: 스켈프한방액, 제품명5:올이나헤어토닉액, 제품명6:씨놀토닉액		그레이스씨앤티	2009-11-17	의약외품	
	200908108	의약외품	모발용제 (발모, 탈모, 염모, 양모제)		23	의약외품
43	처방 1) 취력액, 처방 2) 허브액 츄얼리스칼프스켈링인퓨전토닉액		유씨엘(주)	2005-06-07	의약외품	
	200507739	의약외품	모발용제 (발모, 탈모, 염모, 양모제)		5	의약외품
44	처방1:벨데스헤어리스토어토닉, 처방2:헤르겐토닉 처방3:본흑한 방헤어토닉 , 처방4:아방가드로 헤어BB스켈프토닉5.센트라모스 켈프토닉, 6.네츄럴스켈프토닉		(주)피엘코스메틱	2009-09-09	의약외품	
	200906816	의약외품	외피용살균소독제		299	의약외품
45	처방1:벨라모리바이탈크리닝 토너액, 처방2:두피앤노팔토닉 액, 처방3:자생모스칼프토닉액		투플러스코스팜주식회사	2008-07-23	의약외품	
	200808080	의약외품	모발용제 (발모, 탈모, 염모, 양모제)		1	의약외품
46	카멜리아헤어토닉		(주)내추럴디앤씨	2007-10-18	의약외품	
	200711431	의약외품	기타의 외피용약		10	의약외품

번호	제품명		업체명	허가일	업종	
	품목기준코드	전문/일반	품목분류		허가번호	품목구분
47	쿠퍼젠토닉		미젤라화장품	2007-10-11	의약외품	
	200711275	의약외품	모발용제 (발모, 탈모, 염모, 양모제)		52	의약외품
48	쿠페트리플케어토닉액		(주)에스에이치제약	2009-05-22	의약외품	
	200903491	의약외품	모발용제 (발모, 탈모, 염모, 양모제)		57	의약외품
49	트라지오헤어토닉		경인메디코스켐	2009-11-03	의약외품	
	200907866	의약외품	모발용제 (발모, 탈모, 염모, 양모제)		99	의약외품
50	한방신비헤어토닉액		(주)소키씨앤티	2008-02-15	의약외품	
	200801847	의약외품	모발용제 (발모, 탈모, 염모, 양모제)		36	의약외품
51	헤드타임헤어토닉		포쉬에화장품주식회사	2007-05-11	의약외품	
	200705435	의약외품	모발용제 (발모, 탈모, 염모, 양모제)		2	의약외품

3. 모액

번호	제품명		업체명	허가일	업종	
	품목기준코드	전문/일반	품목분류		허가번호	품목구분
1	1. 동의모액 2. 노아에프액		(주)서울화장품	2007-01-22	의약외품	
	200700893	의약외품	모발용제 (발모, 탈모, 염모, 양모제)		5004	의약외품
2	1. 스캘큐어머치모액 2. 다나한 모두샴푸액 3. 가나다모샴푸액		소망화장품(주)	2007-04-30	의약외품	
	200704939	의약외품	모발용제 (발모, 탈모, 염모, 양모제)		397	의약외품
3	1.드림모액,2.비원수월모진액, 3.홀리수액,4.뉴버드액,5.수앤 진액,6.동의생모액,7.수월진액, 8.어유미진액,9.플러럴진액		(주)서울화장품	2005-04-25	의약외품	
	200507865	의약외품	모발용제 (발모, 탈모, 염모, 양모제)		2	의약외품
4	1.삼삼모액, 2.삼삼모액골드, 3.모자란클리닉, 4.미소모액, 5.미소모액골드, 6.닥터삼삼모액(수출용), 7.닥터삼삼모액골드(수출용)		(주)삼삼모	2010-03-12	의약외품	
	201002041	의약외품	모발용제 (발모, 탈모, 염모, 양모제)		596	의약외품

번호	제품명		업체명	허가일	업종	
	품목기준코드	전문/일반	품목분류		허가번호	품목구분
5	강안모액		(주)나투젠	2007-10-23	의약외품	
	200711579	의약외품	모발용제 (발모, 탈모, 염모, 양모제)		27	의약외품
6	그리스마스티하자연모액		한국디비케이(주)	2007-03-20	의약외품	
	200703272	의약외품	모발용제 (발모, 탈모, 염모, 양모제)		58	의약외품
7	레이디모액		신신제약(주)	2006-06-13	의약외품	
	200605900	의약외품	모발용제 (발모, 탈모, 염모, 양모제)		27	의약외품
8	모래모액		(주)세화피앤씨	2005-03-22	의약외품	
	200508844	의약외품	모발용제 (발모, 탈모, 염모, 양모제)		15	의약외품
9	모앤모아지투인텐시브액/리엔보양진헤어로스클리닉토탈모근진액/리엔한방헤어로스컨트롤자하진모근에센스액/더히스토리오브후공진향군보양에센스모액/비욘드힐링포스스캘프세럼액/비욘드미연환선모두피진액/리엔헤어로스클리닉자하진모근에센스액		(주)엘지생활건강	2003-10-28	의약외품	
	200306187	의약외품	모발용제 (발모, 탈모, 염모, 양모제)		52	의약외품
10	생머리조아모액		(주)한방명가	2009-09-30	의약외품	
	200907188	의약외품	모발용제 (발모, 탈모, 염모, 양모제)		56	의약외품
11	심미모액		한국콜마(주)	2006-06-09	의약외품	
	200605934	의약외품	모발용제 (발모, 탈모, 염모, 양모제)		10	의약외품
12	처방1.비단모액,처방2.헤라보액 처방3.수앤모액,처방4.녹스액		(주)케레스코스메틱	2009-02-27	의약외품	
	200901576	의약외품	모발용제 (발모, 탈모, 염모, 양모제)		203	의약외품
13	처방1:헤르겐액,처방 2:새난참모액,처방3:락앤모청샴푸액,처방4:헤어라이프샴푸액		유씨엘(주)	2006-05-17	의약외품	
	200604970	의약외품	모발용제 (발모, 탈모, 염모, 양모제)		8	의약외품
14	1.보노겐액 2.하존그레이스액 3.하존보노겐액 4.하존액 5.키마액		(주)뷰티가든	2004-11-23	의약외품	
	200408186	의약외품	모발용제 (발모, 탈모, 염모, 양모제)		1	의약외품

번호	제품명		업체명	허가일	업종	
	품목기준코드	전문/일반	품목분류		허가번호	품목구분
15	시크리티스스칼프클렌져액, 보노겐플러스액		나드리화장품(주)	2007-04-26	의약외품	
	200704892	의약외품	모발용제 (발모, 탈모, 염모, 양모제)		17	의약외품
16	고투콜라진액, 시크릿키뉴소패스트헤어부스터액, 모나겐스칼프클리닉액, 프리미엄숱검진액, 수앤수액, 진앤셀앰에스앰진액		(주)우신화장품	2010-01-11	의약외품	
	201000275	의약외품	모발용제 (발모, 탈모, 염모, 양모제)		313	의약외품
17	단오진스칼프에센스액		(주)솔레오	2008-08-18	의약외품	
	200808734	의약외품	모발용제 (발모, 탈모, 염모, 양모제)		37	의약외품
18	세라메딕스칼프비액		(주)세라메딕코리아	2010-08-31	의약외품	
	201005246	의약외품	모발용제 (발모, 탈모, 염모, 양모제)		3	의약외품
19	에이치에스씨에스 스칼프테라피액		(주)에버코스	2007-03-14	의약외품	
	200703114	의약외품	모발용제 (발모, 탈모, 염모, 양모제)		7	의약외품
20	진발스칼프솔루션		(주)코스메카코리아	2007-02-26	의약외품	
	200702433	의약외품	모발용제 (발모, 탈모, 염모, 양모제)		3	의약외품
21	프로니스스칼프테라피액		(주)에버코스	2006-12-18	의약외품	
	200612529	의약외품	모발용제 (발모, 탈모, 염모, 양모제)		3	의약외품

05 탈모관리 헤어제품에 대한 오해와 진실

1) 머리는 아침에 감는 것이 좋다?

정답은 '아니다' 이다. 스타일링을 위해서라면 모르겠지만 건강한 두피와 머릿결을 위해서라면 밤에 감는 것이 더 좋다. 밤에 머리를 감지 않고 자면 피지가 모공을 막아 비듬과 탈모의 원인이 된다. 낮 동안 머리에 묻은 먼지나 갖가지 스타일링제를 깨끗하게 씻어내어 잠자는 동안 모발도 쉴 수 있도록 하는 것이 건강한 모발을 가꾸는 비결이다. 단, 충분히 말리지 않으면 끊어지는 모발이 될 수 있으니 이 점을 주의해야 한다.

2) 샴푸 후 반드시 린스를 할 필요는 없다?

역시 정답은 '아니다' 이다. 린스는 샴푸로 인해 알칼리성으로 변한 모발을 중화하여 산성으로 바꾸는 역할을 한다. 귀찮다거나 지성 모발이라는 이유로 린스를 사용하지 않는 사람들이 많은데, 린스를 사용하지 않으면 샴푸 후 수분 손실로 인해 두피가 건조해지거나 모발이 푸석푸석해질 수 있다. 클렌징 후 피부에 로션과 에센스를 바르는 것과 같은 이치로 모발에는 린스로 수분과 영양을 공급해야 한다.

3) 린스와 트리트먼트는 같은 기능을 한다?

정답은 '아니다' 이다. 샴푸 후에 바르는 것이니까 린스와 트리트먼트의 역할이 같다고 생각하는 것은 오해다. 린스는 머리카락을 매끄럽게 코팅하지만 트리트먼트는 모발 내부에 단백질을 침투시켜 부족한 영양분을 보충하는 역할을 한다. 손상이 심한 모발에는 린스와 트리트먼트를 함께 사용하는 것이 효과적이다. 건강한 모발이라면 린스나 가벼운 트리트먼트 중 한가지만 사용해도 무리가 없다. 두가지를 모두 사용할 때에는 트리트먼트를 먼저 사용하고 린스를 사용하는 것이 올바른 순서다.

4) 머리를 자주 감으면 머릿결이 나빠진다?

정답은 '아니다' 이다. 머리를 감을 때마다 머리카락이 빠지기 때문에 머리를 자주 감으면 숱이 적어지고 약해진다고 생각하기 쉽지만 이것은 잘못된 상식이다. 머리를 감으면 세수와 마찬가지로 두피에 쌓인 노폐물과 비듬, 피지 등이 제거되기 때문에 오히려 두피 건강에 도움이 된다. 일반적으로 보통 이틀에 한번, 지성 두피인 사람은 하루에 한번씩 머리를 감는 것이 좋다.

5) 두피 마사지와 빗질은 많이 할 수록 좋다.

역시 정답은 '아니다' 이다. 하긴 하되 올바른 방법으로 해야 된다는 소리다. 빗살 끝이 날카로운 빗은 피하는 것이 좋으며 플라스틱이나 쇠로 된 빗은 정전기를 일으키기 때문에 나무나 무소뿔 등 천연 소재로 된 빗을 쓰는 것이 좋다. 손가락이 아닌 손톱으로 두피를 마사지하는 것도 금물이다. 양쪽 귀 옆과 목 부분에서 시작해 정수리를 향해

위로 올려 빗은 뒤 머리를 감으면 좋다. 이 방법은 탈모에 영향을 줄 수 있는 활성효소의 작용을 억제해 탈모를 방지, 예방해 준다.

6) 트리트먼트는 자주 할수록 좋다?

정답은 '아니다' 이다. 트리트먼트를 자주 쓰게 되면 영양분이 지나치게 보충되어 머릿결이 끈적이는 영양 과잉 상태가 될 수 있다. 자신의 모발 상태를 고려해 관리하는 것이 좋다. 펌이나 염색으로 손상된 모발은 1주일에 두 번, 정상 모발은 한 번 정도가 적당하다.

〈자료제공 : 박준뷰티랩〉

한방탈모샴푸시장 1위

아모레퍼시픽 려(呂) 자양윤모

(주)아모레퍼시픽 려(呂)는 지난 60여년 동안 축적해온 한방 R&D 기술을 바탕으로 탈모방지 특허성분인 '백자인'을 개발, 2010년 대한민국 기술대상 지식경제부 장관상을 수상한 제품 이다.

또한 려(呂)는 KANTAR 소비자패널 조사결과, 2010년 3분기 한방/탈모 샴푸시장 점유율 51%로 1위를 차지함으로써 6분기 연속 한방/탈모 샴푸시장 1위라는 기록을 세웠다. 이를 바탕으로 려(呂)는 2008년 5월 브랜드 출시 이래로 2010년 한해 매출 기준 1,000억원을 달성해 설화수, 헤라, 미쟝센 등과 어깨를 나란히 하는 아모레퍼시픽의 메가 브랜드로 성장했다.

특히 '자양윤모'는 려(呂) 브랜드 중에서도 출시 6개월 만에 100만개 이상 판매되며 히트상품으로 등극한 제품으로 탈모방지를 위한 체계적인 4단계 케어(두피 각질제거→세정→두피 영양공급 및 헤어 컨디셔닝→고영양 두피 에센스)를 선보여 집에서도 전문가의 손길을 느낄 수 있게 했다.

콘셉트

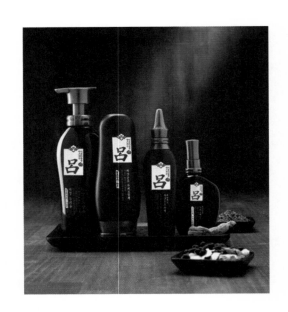

려(呂) 자양윤모는 남성 호르몬이 탈모 유발 물질(THD)로 변하는 것을 막아준다는 것에서 출발했다. 측백나무의 씨에서 추출한 특허성분인 백자인 발효성분을 함유해 입

증된 탈모방지 효과를 강조하고 있으며 지성, 건성, 민감성의 타입별 케어뿐 아니라 두피 각질제거→세정→두피 영양공급 및 헤어 컨디셔닝→고영양 두피 에센스로 이어지는 4단계의 체계적인 케어를 지향하고 있다.

제품 특성

려(呂) 자양윤모는 특허 받은 한방 성분인 백자인, 경옥산과 자영단(인삼, 검은 콩, 녹차, 당약, 하수오 등) 발효 처방으로 두피와 모근을 강화하여 뿌리부터 풍성하고 건강한 모발로 가꿔준다.

특히 4종 구성 제품 중 샴푸, 두피모발팩, 진액 제품 등 3종이 식품의약품안전청이 인증한 '의약외품'으로 믿을 수 있는 탈모방지 기능성제품이다.

전문기관의 임상 테스트 결과, 자양윤모 사용 6개월 만에 모발 빠짐은 65% 감소, 굵은 모발은 70% 증가, 모발 성장속도는 60% 증가한 것으로 나타났다.

뿐만 아니라 자양윤모는 자극이 적은 대두(콩) 추출 계면활성제를 사용하여 민감성 두피에도 안전하게 사용 할 수 있다.

또한 지성, 건성, 민감성의 타입별 케어와 두피 각질제거→세정→두피 영양공급 및 헤어 컨디셔닝→고영양 두피 에센스로 이어지는 4단계 케어법은 보다 효율적인 탈모방지 효과를 구현해준다.

제품 구성

• 샴푸(지성, 건성, 민감성 3종 · 400㎖/1만5,000원대) : 사용감과 성분을 달리한 3가지로 나눠져 있어 개인의 두피 타입에 따라 선택할 수 있게 개발되었다.

• 두피 모발팩(300㎖/1만5,000원대) : 은행잎 추출물이 함유되어 두피 혈액순환을 돕고 자작나무와 감초 추출물이 두피를 진정시킨다.

• 두피 스케일러(150㎖/1만5,000원대) : 금전초와 박하 에센셜 오일이 함유된 두피 스케일러 제품으로 탈모의 원인이 되는 묵은 각질과 노폐물을 깨끗하게 씻어준다.

• 두피 진액(150㎖/3만5,000원대) : 마무리 단계에 사용하는 고기능성 두피 에센스 제품이다.

www.ryoe.co.kr

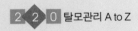

특허로 양모효과 인정받은
한독화장품 스펠라 모생모

탈모방지 · 양모작용 외용액제

한독화장품의 스펠라 모생모는 양모촉진용 외용액제로 반하,
정향, 복분자, 산초, 만형자, 단삼 및 백자인 분말을 기름 및 에탄
올 각각에 침지 후 일정 기간 숙성시켜 얻어진 추출물을 이용해
제조된 외용액제이다. 이를 여러 탈모현상에 직접 적용함으로
써, 양모촉진 및 탈모방지 효과가 우수할 뿐만 아니라 생약성분
을 이용해 인체에 부작용이 없는 양모촉진용 외용액제이다. 우
리 나라를 비롯해 세계 5개국에서 특허를 취득하고 각종 발명전

에서 발명상을 수상했다.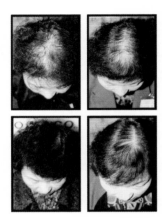

특히 스펠라 모생모는 서울대학교 의과대학 주임교수이자 2002~2004년까지 서울대학교 부총장을 지낸 정명희 교수와의 공동연구로 더욱 주목받았다. 정 교수는 동물실험과 임상실험을 통해 HEM-13/HDC (Spela 707)의 작용기전과 육모효과를 규명했고, 특별한 부작용이 없는 것으로 확인했다며 HEM-13/HDC를 우수 육모제로 추천한다고 밝혔다.

주요 성분

단삼, 인삼, 홍화, 당귀, 천궁 등 천연식물 추출물과 함께 초산토코페롤, 살리실산, 니코틴산아미드 등 자연성분을 함유해 탈모 유발인자의 활성을 저하시켜 탈모를 방지하고 진피유두세포의 활성화시켜 휴지기의 모발을 성장기 모발로 전환해준다.

- **감초추출물** : 항염작용 및 5-αreductase 활성저해
- **도인유 추출물** : 혈관확장 작용 및 항알러지작용
- **당귀 추출물** : 항염효과와 모근 영양공급

- 산초 추출물 : 살균 효과와 모근 영양공급
- 인삼 추출물 : 세포부활 효과 및 모근기능 개선
- 천궁, 단삼, 홍화 추출물 : 말초혈액순환 촉진
- 초산토코페롤 : 두피의 원활한 영양 공급
- 살리실산 : 비듬 완화
- 니코틴산아미드 : 두피의 보습효과

효능 · 효과 – 탈모방지 및 양모(養毛)

모발의 영양공급이나 발육에 중요한 역할을 담당하는 모구에 직간접적으로 작용 모근기능을 강화시키고 두피트러블을 억제하며 두피 진정효과 및 모근에 영양을 공급해 준다.

특허 현황

- 대한민국 특허등록 제0259037호 (2000. 3. 16)
- 캐나다 특허등록 2326625 (2003. 12. 2)
- 유럽 특허등록 1066015 (2004. 2. 11)
- 중국 특허등록 147012 (2004. 3. 17)
- 홍콩 특허등록 HK1036590 (2005. 1. 14)

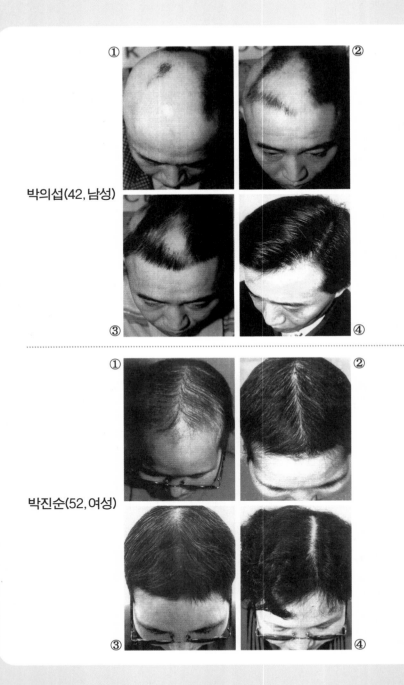

박의섭(42, 남성)

박진순(52, 여성)

이훈평(전 국회의원)

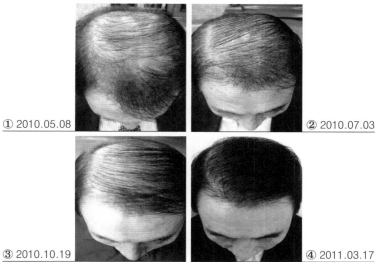

① 2010.05.08
② 2010.07.03
③ 2010.10.19
④ 2011.03.17

박대융(충북 건축사협회 회장)

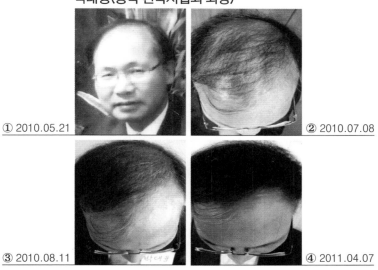

① 2010.05.21
② 2010.07.08
③ 2010.08.11
④ 2011.04.07

인증 현황

- 의약외품 제조품목허가 (식품의약품안전청, 2001. 6. 20)
- 일본 후생성 의약부외품 수입 승인 (일본 후생성, 2002. 7. 11)
- 신기술기업 (한국보건산업진흥원, 2003. 12. 7)
- 탈모방지 및 모발관리 제품의 제조에 관한 품질경영시스템 인증 품질경영시스템규격 : ISO 9001 (2003. 7. 8)
- 탈모방지 및 모발관리 제품의 제조에 관한 품질경영시스템 인증 환경경영시스템규격 ISO 14001 (2003. 12. 12)

수상 내역

- 대한민국 특허기술대전 특별상 WIPO(세계지적재산권기구)상 (2000. 12. 7)
- 스위스 제네바 국제발명전 금상 (2001. 4. 4~4. 8)
- 프랑스 파리 국제발명전 은상 (2001. 4. 27~5. 8)
- 발명의 날 석탑산업훈장 (2001. 5. 19)
- 영국 BBC 런던 국제발명전 금상 (2001. 6. 27~7. 1)
- 독일 뉘른베르그 국제발명전 은상 (2001. 11. 3)

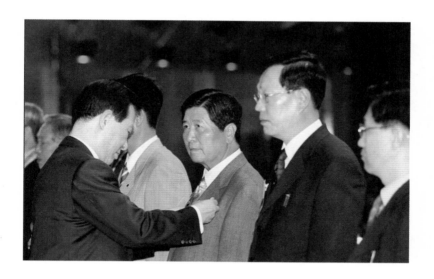

임상시험 결과

▶ 서울대학교 의과대학 약리학교실

서울대학교 의과대학 약리학교실은 '8가지 생약추출혼합물로 이루어진 스펠라 707의 모발성장촉진 효과' 라는 주제로 2003년 4월 대한약리학회의 대한생리약리학 잡지에 연구논문을 발표했다.

이 논문에서 서울대학교 의과대학 약리학교실은 8가지 생약추출물의 혼합물인 스펠라 707을 이용해 육모효과를 연구했고 그 실험결과 스펠라 707이 C3H 마우스에서 휴지기의 모발을

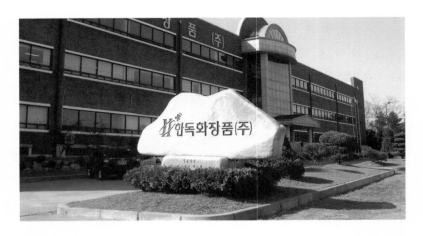

성장기의 모발로 빠르게 변화시켜주는 강력한 모발주기 전환효
과가 있는 것을 확인할 수 있었다고 보고했다.

더 나아가 탈모환자들을 대상으로 한 시험에서 모발의 수(밀
도)를 증가시켰으며, 남성형탈모증 환자를 대상으로 한 임상시
험에서는 성장기 모발로의 전환을 촉진했다. 또한 스펠라 707
은 모발의 성장을 방해하는 요인으로 알려져 있는 steroid 5−
α−reductase의 활성을 차단하는 효과를 나타냄으로써 탈모를
방지하고 육모효과를 나타냈다고 밝혔다.

▶ 중앙대학교 의과대학 피부과학교실

중앙대학교 의과대학 피부과학교실은 연구논문 '남성형 탈모
증 환자에서 HEM−13/HDC 헤어토닉(Spela 707)의 포토트리

코그램(Phototrichogram)을 이용한 육모효과에 관한 연구'를 2001년 6월 최신의학 별책 제44권 제6호에 게재했다.

중앙대 의대 노병인 교수 팀의 스펠라 707 임상실험은 국내 발모제로는 최초로 포토트리코그램을 이용한 실험으로서 정확성과 신뢰성에서 긍정적인 평가를 받았다. 포토트리코그램 방법은 컴퓨터를 이용한 화상분석기를 사용해 정확성을 기하면서 단위 면적당 모발의 개수, 모발의 성장길이, 성장기 모발의 비율, 모발의 두께 등을 측정할 수 있는 방법이다.

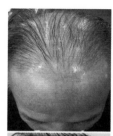

이 실험에서 스펠라 707의 치료군은 치료 전의 평균 총 모발 수는 62.2개, 성장기 모발 수는 63.8%에서 치료 12개월 후 평균 모발 수는 5.6개 증가, 성장기 모발 수는 5.7%의 증가를 보였다.

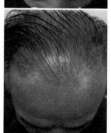

반면 위약군에서는 6개월 후 평균 모발수가 감소했다. 이들 위약군을 다시 스펠라 707 헤어토닉으로 치료한 결과 6개월 후 평균 모발수가 5.8개 증가했다. 이 결과 스펠라 707을 국소 도포한 환자들에게서 평균 모발의 수가 증가를 보이며 성장기 모발도 증가

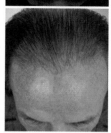

한 것으로 밝혀졌으며 육모효과가 71.7%에 이른 것으로 나타났다.

　이에 중앙대 연구팀은 스펠라 707 헤어토닉은 남성형 탈모에 우수한 육모효과가 있음을 화상 분석기를 이용한 포토트리코그램으로 확인했다고 발표했다

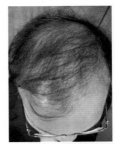

제품 구성

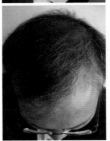

● 스펠라 707 액(Spela 707 Solution) : 스프레이타입의 외용액제로 탈모부위의 두피에 스프레이를 하고 흡수가 잘 되도록 두피를 마사지해 사용한다. 모발의 영양공급이나 발육에 중요한 역할을 담당하는 모구에 직·간접적으로 작용해 모근기능을 강화시키고 탈모의 원인이 되는 두피트러블을 억제하며 두피 진정 효과 및 모근에 영양을 공급해주는 제품이다.

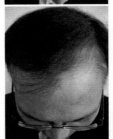

● 스펠라 707 샴푸(Spela 707 Shampoo) :

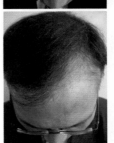

모발과 두피의 손상을 유도하는 여러 원인 요소들로부터 더 이상의 모발손상을 방지하고, 피지분비를 정상화해 모발에 윤기를 더하고 건강한 모발을 유지하는데 효과적이다. 식물성분의 작용에 의해 가려움증 및 비듬 방지 효과가 있다. 머리를 감을 때 1~3회 펌프해 사용하고 거품이 나도록 문지르고 나서 1~2분 정도 두피를 머리윗부분으로 밀어 올리듯이 마사지한 다음 머리카락을 깨끗이 헹궈 사용한다.

• 스펠라 707 모플러스 샴푸(Spela 707 毛+ Shampoo) : 탈모방지 및 양모 효과의 의약외품 샴푸로 현대인들의 탈모와 직결되는 스트레스 완화에 효과가 있는 성분을 첨가했다. 특히 모발 손상이나 두피 건조에 의해 각질과 더불어 원형탈모를 일으키는 요인들을 사전에 차단해 더욱 건강하고 튼튼한 모발과 두피를 유지시켜주는 제품으로 여성이 사용하기에도 적합하다. 두피를 건조하지 않고 윤기 있게 만들어 주며 식물성분을 사용해 가려움증 및 비듬 방지에 효과적이다.

• 크라이오젠(CRYOGEN) : 모낭을 자극함으로써 탈모방지 및 모발성장 촉진효과에 도움을 주는 두피 냉각 스프레이다. 급속한 두피 냉각으로 모공을 수축시킴으로써 모낭의 신진대사를 유도하

며 냉각 후 혈관을 서서히 이완시켜 모낭의 혈류를 촉진하고 모낭을 활성화시켜 모발의 성장을 도와준다. 스트레스 해소에도 도움을 주며 두피를 상쾌하게 해준다.

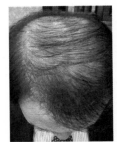

● 모생모(MOSAENGMO) : 스펠라 707의 기술력과 제품의 효능·효과를 극대화시켜 새롭게 업그레이드한 제품이다. 꾸준한 임상을 통한 고객들의 의견을 담아 탈모방지와 양모에 효과적인 제품으로 한층 더 보완했다. 또한 한방원료를 사용해 제품의 효능·효과를 최대화했다.

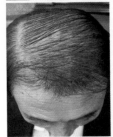

www.spela.co.kr

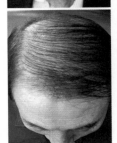

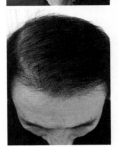

최첨단 과학 3세대 발효녹차 기술로 탄생한

아모스프로페셔널 **녹차실감**

헤어살롱 전문 제품인 아모스프로페셔널의 '녹차실감' 라인
은 관계사인 아모레퍼시픽만의 3세대 발효녹차 기술로 탄생한
의약외품으로 바이오 캄페롤과 녹차의 유효성분들이 모근을 강
화하여 건강한 두피와 풍성한 머리숱을 선사해 준다.

콘셉트

아모스프로페셔널의 녹차실감은 청정(淸淨) 발효 녹차와 아
모레퍼시픽의 최첨단 과학으로 얻어진 탈모방지 비법이 녹아있

는 제품으로 간편하고 확실한 탈모방지 케어를 원하는 이들을
위해 개발되었다.

특히 이 제품은 현대인들의 바쁜 일상과 스트레스로 인해 탈모
인구가 빠르게 증가하고 있는 요즘, 일반 헤어케어를 하듯 샴푸,
마스크팩, 토닉을 바르는 간단한 케어만으로도 확실한 탈모방지
효과를 가능하게 했다.

제품 특성

녹차는 항산화, 항염효
과, 항암효과, 지방분해 등
다양한 효능으로 똘똘 뭉
친 기적의 음료로 동서양
을 막론하고 주목받고 있
다. 이에 아모레퍼시픽 기
술연구원 녹차과학연구소
는 녹차의 여러 유효성분
중 캄페롤에 주목하게 되
었다.

캄페롤은 녹차잎과 씨앗

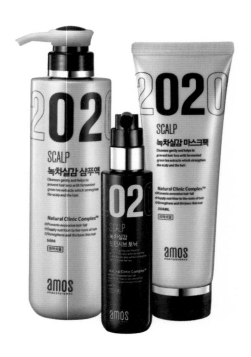

에 함유된 강력한 활성 성분으로 1kg의 녹차잎에서 1g만이 추출되는 매우 귀한 성분이다. 아모레퍼시픽은 이러한 캄페롤을 3세대 청정 다단 발효기술의 개발을 통해 농축시킨 순수한 바이오 캄페롤 성분을 개발해 제품 상용화에 성공했으며 특허등록(제0716997호)까지 완료했다.

이렇게 얻어진 바이오 캄페롤은 모낭을 약화시켜 모주기 변화 및 모발이 가늘어지게 만드는 환원효소, 즉 탈모 유발인자를 억제하는 효능이 밝혀지면서 강력한 모근강화 성분으로 활용할 수 있게 되었다.

이렇듯 녹차실감의 특별함은 아모레퍼시픽의 발효녹차 과학으로 얻어진 바이오 캄페롤과 고도의 과학이 결합되었다는데에 있다.

녹차실감은 바이오 캄페롤 함유로 모근 손상을 방지하고, 두물 녹차의 풍부한 미네랄은 두피와 모근에 활력을 부여한다.

또한 아모레퍼시픽만의 성분인 백자인이 함유된 한방모근강화 성분(특허번호 제0444102호)은 모발성장 촉진 및 모근강화 조성분과 관련하여 다수의 국내외 특허를 출원한 원료로 녹차실감에 접목되어 두피 흡수를 높였다.

제품은 의약외품인 샴푸액, 마스크팩, 토닉 3종과 일반 샴푸, 앰플 2종 포함 총 5품목이다.

제품 구성

• 녹차실감 디톡스 앰플 : 호호바 오일 등의 식물성 오일이 두피의 피지를 녹여 모공을 깨끗이 관리해주며 녹차씨 오일, 오렌지 오일, 라벤더 오일이 두피를 유연하게 하고, 정화해 준다. 또한 아모레퍼시픽 특허성분인 백자인추출물(특허 제082716호)이 영양을 공급하여 모근강화에 도움을 주며 홍화씨 오일이 두피를 건강하게 하고 피부 자극을 완화하여 트러블을 완화시켜 준다.

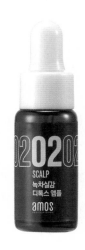

• 녹차실감 샴푸 : 두피 환경개선, 탈모방지 및 양모효과가 뛰어난 일반 샴푸다. 아모레퍼시픽 한방 모근강화 특허성분(특허 제0444102호)으로 두피 영양공급 및 모근강화에 효과적이며 녹차 성분이 두피를 수렴하고, 세콰이어 새싹 추출물이 두피에너지 대사를 도와준다.

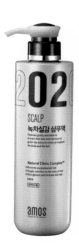

• 녹차실감 샴푸액(의약외품) : 두피 환경개선, 탈모방지 및 양모효과가 뛰어난 샴푸제품이다. 발

효녹차 유래 바이오 캄페롤과 아모레퍼시픽 한방 모근강화 특허성분(특허 제0444102호)으로 두피 영양공급 및 모근강화를 도와준다. 또한 저자극 천연 대두 유래 성분으로 두피에 순한 탈모 전용 샴푸다.

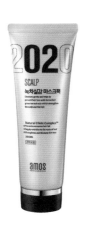

• 녹차실감 마스크팩(의약외품) : 두피 환경개선, 탈모방지 및 양모효과가 뛰어난 제품이다. 발효녹차 유래 바이오 캄페롤과 아모레퍼시픽 한방 모근강화 특허성분(특허 제0444102호)으로 두피 영양공급 및 모근강화에 도움을 준다. 탈모방지는 물론 모발에 영양과 볼륨감을 부여하는 트리트먼트 효과를 준다.

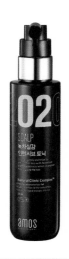

• 녹차실감 인텐시브 토닉(의약외품) : 탈모방지 및 양모효과가 우수한 토닉 제품이다. 발효녹차 유래 바이오 캄페롤과 아모레퍼시픽 한방 모근강화 특허성분(특허 제0444102호)으로 두피 영양공급 및 모근강화에 도움을 주며 흐르지 않아 기분 좋은 사용감이 강점이다.

www.amoshair.co.kr

탁월한 탈모예방 효과가 강점

우신화장품 숱 많고 검을 진

우신화장품의 '숱 많고 검을 진'은 기존 헤어케어와 달리 순백 느낌의 패키지와 탁월한 탈모예방 효과가 강점인 제품이다. 현재 미용살롱과 화장품 전문점에서 판매되고 있다.

콘셉트

'숱 많고 검을 진'은 '숱 많고 검을(뜻)'과 '진(음)'의 합성어로 부드러움 속에 강인함을 뜻하며 탁월한 효과를 갖고 있지만 사용감에서는 어떤 제품 보다 부드럽고 편한 느낌을 강조하고 있다.

제품 특성

'숱 많고 검을 진' 라인의 샴푸와 토닉은 식약청으로부터 의약 외품으로 인증받은 제품으로 탈모예방, 양모효과, 혈액순환 촉진, 두피영양공급, 모공청결 등은 물론 비듬완화와 모근강화 등의 효과를 갖고 있다.

한방 천연추출물을 함유해 부작용 없이 안전하며 두피건강뿐 아니라 모발에도 영양을 전달해 튼튼하고 풍성한 모발을 만들어 준다.

제품 구성

• 숱 많고 검을 진 샴푸액 : 식약청이 인정한 탈모예방 및 개선 제품으로 장기간 사용 시 건강한 모발과 모근을 탄력 있게 가꾸어 주며 뛰어난 광택력과 부드러움으로 모발 청정효과가 우수하다. 과잉피지를 조절하여 비듬을 개선시키고 탈모를 방지해 준다. 또한 가늘고 힘없는 모근을 튼튼하게 가꾸어 탈모되는 모발을 풍성

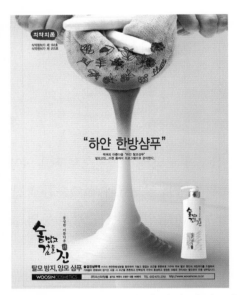

한 모발로 회복 시켜준다.

● 숱 많고 검을 진 토닉 : 식약청이 인정한 탈모 예방 및 개선 제품으로 장기간 사용 시 건강한 모발과 모근을 탄력 있게 가꾸어 준다. 살리실산 함유로 두피 각질을 완화 시키고 깨끗하게 관리함으로써 모발 청정효과가 우수하다. 과잉피지를 조절시켜주며 7가지 천연추출물 함유로 모발에 영양을 공급하여 탈모를 방지하고 가늘고 힘없는 모근을 튼튼하게 가꾸어 준다.

● 숱 많고 검을 진 스캘프 필링 젤 : 한방 추출물과 식물성 오일, 비타민 성분이 두피에 영양을 공급하면서 두피에 쌓여있는 각질과 오염물질을 제거하여 막혀있는 모공을 깨끗하게 해준다. 또한 민감성 두피와 자극받은 두피를 진정시키고 혈행을 촉진시켜 두피를 상쾌하고, 건강하게 가꾸어 준다.

www.woosincos.co.kr

두피타입별 세분화 제품 라인업

일진코스메틱 **피토스토리 프리미엄**

PHYTOSTORY
P R E M I U M 피토스토리 프리미엄 브랜드
는 의약외품은 아니지만 백화점
으로 유통되는 프리미엄 제품으로 지성, 비듬, 건성, 민감성 등
두피 트러블이 있는 고객에게 두피타입별 세분화된 제품라인으
로 쉽게 선택할 수 있도록 구성된 제품이다.

특히, 전 판매직원들이 고객에게 두피진단기를 통한 상담이 가
능하게 철저하게 교육받아 정확한 두피타입을 측정, 가장 적합
한 제품을 고객에게 추천하는 두피상담 전략을 펼치고 있다.

콘셉트

인체의 가장 상위에 존재하는 두피와 모발을 아로마, 내추럴, 무색소의 고급 천연 성분으로 특별하게 관리해주는 피토스토리 프리미엄 컨슈머 브랜드는 프리미엄 유통라인에서만 만나볼 수 있는 제품이다. 두피&모발 아로마 시스템으로 외부환경과 민감한 계절속에서 건강한 밸런스를 지켜준다.

제품 특성

- 피토스토리 피지 분비 컨트롤 시스템

피지선에서 분비되어 피부표면으로 흘러나오는 적당량의 피지는 모발과 두피를 보호한다. 남는 것은 모자람 보다 못한 법! 과도하게 분비된 피지는 모공에 고이면서 미생물이 번식하는 원인이 되어 끈적끈적 냄새나는

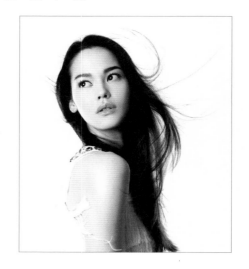

두피로 만들게 된다. 피토스토리 프리미엄은 막힌 모공을 뚫어 두피 속 피지분비를 원활하게 조절해준다.

- 피토스토리 비듬균 억제 시스템

비듬이란 자연적으로 떨어지는 노화각질에 각종 오염물질이 묻어 생기는 때의 일종이다. 자외선, 공기 중의 산소 등 피할 수 없는 환경요인이 약한 두피의 표피세포를 자극하여 때로는 건성 비듬으로, 때로는 지성비듬으로 변성되게 된다. 피토스토리 프리미엄은 항균 오일의 시너지 효과로 비듬균 생성과 가려움을 근본적으로 억제해준다.

- 피토스토리 민감두피 완화 시스템

인간에게 노출되는 수많은 환경요소들. 민감성 두피는 개인의 체질에 따라 남들보다 민감하게 작용하여 붉고 두피색이 고르지 않으며 부분적 염증상태를 보인다. 피토스토리 프리미엄은 각종 자극으로 생기는 두피 트러블에 면역체계를 형성, 정상적인 두피상태로 회복시켜준다.

주요 성분

● 아로마 : 내추럴 허브에서 추출한 농축 에센셜 오일은 코나입을 통해 인체에 전달된다. 로즈마리, 제라늄, 카모마일 등의 방향성 오일이 피로한 신체 호르몬 균형을 맞추어주고, 피부와 두피 트러블을 타입에 맞춰 적절하게 완화시켜준다.

● 내추럴 : 밀, 콩, 옥수수 등의 식물성 케라틴 단백질은 사람 모발의 아미노산 구조와 동일한 비율로 식물에서 추출한다. 이러한 미세한 저분자량 구조는 모발과 두피 속 깊숙히 침투되어 수분보유 능력을 향상시키고 건강하게 지켜준다.

● 천연 색상, 無색상 : 천연물 추출 공정으로 치자에서 추출한 순수한 천연색소 성분을 사용한다. 외부환경과 계절적인 요인으로 민감해진 현대인의 두피와 모발에 자극적이지 않은 순수함까지 생각했다.

제품 구성

▶ **지성 & 민감성 두피 세트**

● 지성 & 민감성 두피 샴푸(For Oily & Sensitive Scalp Shampoo) :
과도한 피지분비로 불완전
하고 민감해진 두피를 자
극하지 않으면서 부드럽게
제거해주는 샴푸다. 세이
지, 호프 추출물과 마치현
등의 민감두피 효과성분의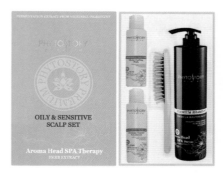
이중효과가 염증성 두피로의 전이를 보호해준다.(1000ml/
500ml)

● 모발 클렌징 팩(Moist Scaling Pack) : 두피를 청결하고 시원
하게 스케일링 해주는 헤어 클렌징 팩이다. 자스민, 오렌지 등의
허브추출물과 글라이신, 알기닌 등의 아미노산 성분이 모발 깊
숙히 침투되어 촉촉하고 부드러운 모발, 시원하고 건강한 두피
로 만들어준다.(100ml)

- 모발회복 트리트먼트(Damage Repair Treatment) : 모발 내외부의 손상부위에 필수영양분을 공급, 모발을 생기있게 해주는 트리트먼트 제품이다. 초산 토코페롤, 판테놀, 실리콘 복합제가 모발손상에 적극적으로 대응하여 콜텍스층 보수&큐티클 복원으로 건강한 머릿결로 지켜준다.(100ml)

▶ **건성 & 비듬성 두피 세트**

- 건성 & 비듬 두피 샴푸(For Dry & Dandruff Scalp Shampoo) : 마일드한 세정성분과 항균오일의 시너지 효과가 비듬을 컨트롤해주는 샴푸다. 모로헤이야 등의 식물성 활성추출물이 건조하고 비듬으로 고민하는

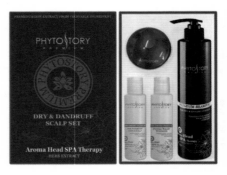

불완전한 두피상태를 효과적으로 개선해준다.(500ml)

- 비듬 두피 팩(For Dandruff Scalp Pack) : 불안정한 두피상태와 산패된 필요이상의 비듬발생 컨트롤을 기초로, 모발 트리트먼트까지 고려한 보습 팩이다. 버드나무, 징크파라치온 등의 오일성분이 과다한 비듬증을 컨트롤하고 두피에 영양을 공급해준

다.(100ml)

- 모발회복 트리트먼트(Damage Repair Treatment) : 모발 내외
부의 손상부위에 필수영양분을 공급, 모발을 생기있게 해주는
트리트먼트다. 초산 토코페롤, 판테놀, 실리콘 복합체가 모발손
상에 적극적으로 대응하여 콜텍스층 보수&큐티클 복원으로 건
강한 머릿결로 지켜준다.(100ml)

www.iljincosmetics.co.kr

제2의 머리카락
가발의 미학

01 국내 가발산업과 시장

가발은 1960대까지 인모로만 만들어졌지만, 신소재의 개발에 따라 합성섬유로 만든 인조모가 개발돼 관리와 손질이 편한 아크릴제 섬유가 사용됐다. 국내 가발산업은 1960년대부터 성행돼 1972년에는 미국수출 1위국이 될 만큼 호황을 누렸으나 1970년대 이후부터 임금상승과 국제 시장에서 수요감소, 후발 개발도상국과의 경쟁에서 뒤쳐지며 사양산업으로 전락했다.

그러나 최근 탈모와 두피관리에 대한 관심이 높아지면서 국내 가발시장도 급성장세를 나타내며 새로운 전기를 마련하고 있다. 국제두피가발전문가연합에 따르면 국내 탈모인구는 2006년 500만명에서 매년 20~30%의 증가세를 나타내며 2010년 1,000만명이 탈모로 고민하는 것으로 추정되고 있다. 국내 가발시장은 2004년 500억원대의 시장규모에서 2008년 2,000억원, 2010년 6,000억원대 시장으로 급성장했다.

국내 가발산업 중 남성 맞춤가발 시장에서 독주체제를 구축해온 하이모와 밀란은 각각 자체 추정 500억원대와 300억원대의 매출을 기록하며 남성 가발시장의 약 50%를 점유하고 있다.

한편 가발제품의 수출액도 매년 증가세를 나타내고 있다. 2005년 2,536만달러를 기록한 이후 2006년 2,712만달러, 2007년 3,125만달러, 2008년 3,905만달러를 기록해 매년 10%대의 성장세를 보이고 있다.

◇ 탈모 · 가발 시장 규모

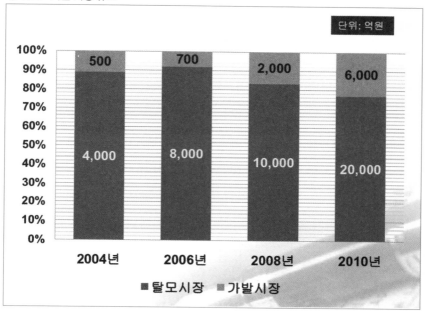

단위: 억원

자연스러운 가발의 연출을 위하여 많은 기술 발전이 있었으며 세대별로 가발의 변천사를 살펴보면 1세대 가발은 1980년대 주로 사용했던 가발로 재질이 두껍고 투박하고 조잡스러운 제품이다. 탈모 부위를 감추는데 급급하고, 부착방법은 통증이 심하며 본래 정상적인 모발도 쉽게 빠져 착용 1년 정도 후에는 본래 모발이 남아있지 않을 정도로 부작용이 심했던 제품이다.

2세대 가발은 가발 착용시 본래 모발이 더 빠져나가서 탈모부위가 넓어졌던 1세대 가발에 비해 이를 예방할 수 있도록 기술적인 완성도를 높였으며, 앞 라인을 곱슬머리로 처리하는 등 스타일 측면에서도 한 단계 발전했다. 하지만 여전히 제품은 투박했으며, 두껍고 무거운 단점은 보완되지 않았다. 다만 부착방식이 간결해져 작업도 빠른 편이었으며 제품수명도 길어졌다.

3세대 가발은 아주 진보적이고 혁명적인 제품이다. 무겁지도 않고 투박하지도 않으며 수명도 오래가는 가발이다. 기술적인 측면에서 전체를 감싸고 있는 스킨이 얇아졌으며, 톱 부분이 얇은 망사로만 제작되어 가르마 위치 변동과 스타일 만들기가 쉬워졌으며 모량 조절이 가능하게 됐다.

4세대 가발은 앞라인 처리가 스킨은 없고 망으로만 제작되어 최고의 스타일 연출이 가능해졌다. 4세대 가발은 아주 가볍고 자연스럽다고 할 수 있지만 수명이 너무 짧고, 일반인들이 사용하기엔 비용부담이 너무 많고, 관리하기가 쉽지 않아 보통 사극이나 영화 등 제작에 주로 이용된다.

탈모인구가 증가하면서 국내 가발시장에도 변화의 기운이 느껴지고 있다. 기존 탈모를 가리기 위해 개발된 맞춤형 가발은 편한함과 자연스러움으로 가발시장을 주도했지만 제작 기간이 1~2개월 가량으로 긴 편이며, 잘못 제작된 가발은 통풍상의 문제를 일으키는 등 단점이 나타나 맞춤가발의 단점을 보완한 사이즈별 기성제품이 인기를 끌

◇ 남·여 가발 연령대별 비율

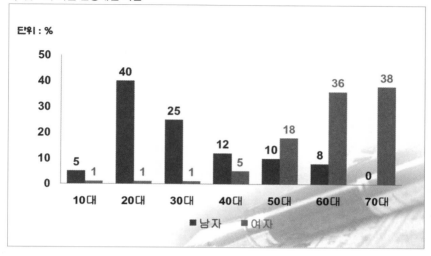

고 있다. 또한 미싱의 기계제작과 수제를 조화롭게 분배하고, 제작원료가 100% 인모보다는 화학섬유를 혼합한 제품이 활성화되고 있다. 완전수제와 인모 등 고가의 원료를 사용한 고급 가발도 고급스러움이란 차별화를 앞세워 새로운 시장으로 떠오르고 있다.

한때 탈모로 고민하는 사람들의 전유물로 여겨졌던 가발은 자신의 개성을 표현하고 이미지 변신을 위한 패션 아이템으로 부각되며 가발에 대한 전반적인 인식의 변화뿐만 아니라 국내 기술력이 세계 최고 수준인 것으로 인정받는 등 탄탄한 기술력을 바탕으로 국내 가발시장의 성장세는 계속 이어질 전망이다.

가발시장의 성장세는 기존의 패션가발이 시장을 이끌었다면, 최근 평균수명의 연장으로 중장년 층의 탈모인구가 증가하며 맞춤가발이 성장을 이끌고 있다. 또한 외국 유명 가발브랜드의 공격적인 마케팅과 신소재 개발 등 가발에 대한 거부감을 줄인 것 또한 가발 시장의 성장을 견인했다.

아울러 유명 연예인들의 가발산업 진출에 따른 스타마케팅 효과에 10~20대 여성들의 패션과 스타일에 대한 변화욕구가 어우러져 가발 시장의 성장세는 지속될 것으로 전망되고 있다.

가발은 탈모라는 치부를 감춰 대외적 교류에서 자신감을 확보할 수 있으며 염색, 퍼머 등 화학적 시술에서 본 머리카락의 손실을 줄일 수 있다. 하지만 청결을 유지하지 못한 가발을 사용하면 두피에 염증을 유발할 수 있어 가발의 세척과 보관 또한 중요하다.

⑫ 가발의 종류

가발은 권위의 상징으로 영국 대법관들은 복슬복슬한 흰 가발을 쓰고 17세기 풍의 복장을 했다. 영국뿐만 아니라 영국의 지배를 받았던 영연방국가들은 이런 '강요된 전통'을 지키고 있다.

기록으로 확인된 최초의 가발은 기원전 3000년 무렵에 등장하며 우리나라에서는 삼국사기에 가발에 대한 언급이 있는 것으로 보아 적어도 삼국시대부터 가발을 착용했음을 알 수 있다. 옛날에는 주로 자연의 재료를 이용해 가발을 만들었는데, 인간의 모발 또는 양, 염소의 털 혹은 종려나무의 잎이나 검은 천 등이 그 재료들이었다.

그러나 현대에 들어와서는 크게 자연모와 인공모로 만든 것으로 나누어진다. 화학섬유로 만든 인공모 가발은 부자연스러운 감이 있지만 가격이 싼 이점때문에 널리 사용되고 있다. 다른 사람의 모발로 만든 자연모 가발은 인공모 가발보다 덜 부자연스럽고 부작용도 적다는 이점이 있어 비싼 가격에도 수요가 많다.

가발은 인간의 외양을 아름답게 만들기 위한 미용수단의 일부로 사용되듯이 두피의 결손된 부위를 보정하기 위한 수단으로 쓰여지기도 한다.

두피전체를 감싸는 형태의 전체 가발(Wig)과 대머리를 위한 맞춤식 가발과 같이 두피의 일부분을 덮거나 길이를 일시적으로 변환시키기 위해 사용되는 부분 가발(Partial Wig)로 나눌 수 있다. 일반적으로 가발은 형태별, 생산 공정별, 원료별 분류로 대별되는데 형태별 분류는 Wigs, Wiglet 및 Fall로 나눌 수 있으며, Wig는 머리 전체의 모형가발로써 미용, 연극 등에 이용된다. Wiglet은 부분가발로 두발의 미관에 사용되며 Fall은 장발을 말한다.

1) Wigs & Toupee

Wigs는 강렬한 태양으로부터 두부를 보호하기 위해 B.C 3000년경 고대 이집트인들이 최초로 사용했으며, 그 후 오랜 세월에 걸쳐 아시아, 유럽, 아메리카 등으로 점차 확산됐다. 가발의 종류로는 멋내기뿐만 아니라 패션에 따라 작품 유형의 Wigs와 Toupee가 있다.

Wigs는 두상 전체를 감싸는 형태이며 Hair Toupee는 두상의 일부를 덮는 형태를 의미한다.

이러한 Wigs와 Hair Toupee는 많은 종류의 크기와 길이, 형태를 가지고 있다. Hair Toupee는 자신의 헤어스타일에 풍부한 변화를 가능케 함으로써 다양한 변화를 시도할 수 있다. Hair Toupee의 사용은 낮 동안의 활발했던 분위기에서 저녁에는 우아하며 풍부한 정감이 있는 분위기 연출에 필요한 부수적인 과정이기도 하다.

Wigs는 두상의 95~100%를 감싸는 형태의 전체 가발로서 상황이나 목적에 따라 가발의 선택 기준이 달라진다. 탈모면적이 아주 넓은 Balhead 유형이나 두피가 심하게 비쳐 보일 정도의 모발 숱이 극히 적은 경우와 같이 탈모 부위를 커버하기 위한 선택이 될 수 있다. 기존의 헤에스타일에서 전혀 다른 스타일로 변화를 주고 싶을 때 미적인 선택도 가능하다. 반복적인 퍼머로 머리가 손상되었을 때 머리에 휴식을 주기 위한 방법의 하나로 가발을 선택하는 경우도 있다. 장기간의 여행시 모발을 적절하게 관리하지 못할 상황에 따른 선택 등과 같이 여러가지 목적이나 조건에 맞춰 사용되기도 한다.

가발은 모발의 대체물로서 유용할 뿐만 아니라 장식으로서 또 다른 헤어스타일을 만들어 준다. 개인적인 선택은 머리 숱이 적거나 손상모, Baldness 등의 경우에 가발을 이용하며, 신경계통의 충격 또는 약물복용에 의한 탈모가 심한 경우, 용도에 따라 여러가지 패션가발 중에서 선택해 사용할 수 있다.

2) 가발의 수명과 가격

가발 수명은 관리하기에 따라 차이가 있지만 대략 수명은 1년 ~1년 6개월 정도이며, 대부분 1회 정도 수선해 사용할 수 있다.

최근 판매되고 있는 가발의 경우 앞라인이 얇아 모발이 잘 빠지는 현상이 있기 때문에 가발관리시 주의가 필요하다.

가발의 가격은 인조모, 자연모, 합성섬유 등의 원료와 부분, 전체 등의 형태에 가격대가 다양하다. 일반적으로 시중에서 판매되고 있는 가발의 가격대는 반 맞춤 스타일의 저가형이 35~50만원대이며, 중가형이 60~90만원대, 고가형이 90~100만원대 이상의 가격으로 판매되고 있다.

가발을 구입하고자 할 때에는 여러 업체를 방문해 샘플을 직접 착용하고 모발을 올렸을때 표시가 나는지 안나는지 직접 확인해야 하며, 가발의 하자 발생시 환불이나 교환 등 차후 서비스도 꼼꼼하게 따져봐야 한다.

03 가발 제작과정

가발이란 단순히 없는 머리카락을 더해주는 것뿐만 아닌 머리카락을 더해줌으로써 착용하는 사람이 가발을 착용한 후 변화될 이미지

까지 생각해 주어야 한다.

그러기 위해서는 먼저 착용자의 정확한 탈모 위치를 파악하고, 가발을 착용한 후 본인이 가지고 있는 머리와의 조화를 생각하고, 착용 후의 안정감과 착용자의 불편을 최대한 줄일 수 있는 것이 중요하다.

그러므로 디자인에 앞서 가장 먼저 정해야 하는 것이 착용 방식이다. 착용 방식에 따라 가발의 디자인과 크기가 결정되므로 착용 방법의 장단점을 충분히 설명하고 이해시켜야만 가발을 착용하는 사람의 추후의 불편을 덜 수 있다.

예를 들어 앞이마 라인의 M자 탈모만 진행된 고객에게 고정식을 권했을 경우 불필요한 제모를 감수해야 한다면 고객의 입장에서 만족할 만한 결과를 얻기 힘들 것이다.

또한 M자 라인의 탈모진행자의 경우 같은 M자 가발이라 할지라도 분리형인지 아닌지에 따라 스타일에 제약이 따른다는 점을 충분히 이해시키는 것이 좋다. 예를 들어 분리형의 M자 가발을 착용하게 되는 고객이라면 분리형이므로 가발과 가발 사이에 본인의 머리카락이 있기에 흔히 말하는 올백 스타일은 어렵고 위의 본인 머리카락이 가발을 덮어 주어야만 자연스럽게 스타일이 연결되기 때문이다.

따라서 고객이 원하는 스타일이 무엇인지 평소 즐기는 복장이나 업무의 형태, 또한 즐기는 취미생활 등을 꼼꼼히 파악하여 착용 방법을 결정하고 착용 방법이 결정되었다면 그 다음 중요한 것이 이마라인의 디자인을 어떻게 설정할 것인지를 파악하여야 한다.

이마라인을 둥글게 갈 것인지, 아니면 자연스러운 형상을 최대한 유지하기 위하여 약간의 M자 스타일로 갈 것인지 U자 라인을 만들어 이마라인의 인위적임을 어느 정도 줄일 것인지 등을 결정하는데 있어 가장 중요한 것이 착용자가 어떤 탈모 형태를 가지고 있느냐는 것이 기에 착용자의 탈모범위를 꼼꼼히 파악하도록 해야한다.

1) 둥근 라인의 이마라인

패턴작업을 하는 자의 편리함으로 가장 많이 선호되는 방식이기는 하나 착용자가 헤어 스타일을 올백스타일을 선호한다면 조금은 어색해 보일 수 있는 단점이 있다. 그러나 이러한 단점들은 추후 스타일의 변화로 줄여줄 수 있고 가발의 너팅된 라인의 어색함은 가발에선 어느 정도 감수해야 하는 부분이기에 현재 가장 많이 사용되는 방법일 것이다. 또한 클립식 처럼 탈모범위를 제모하지 않고 본인의 머리위에 덧대어 쓰는 방식엔 대부분 둥근 라인의 이마형태를 많이 사용하고 있다.

2) U자형태의 이마라인

대부분의 남성탈모인들의 가발에 가장 흔히 사용하는 방식으로 인위적인 느낌을 최소화할 수 있고 탈모범위와 기존의 머리라인의 경계를 잘 맞추어 준다면 자연스러운 이마라인을 형성할 수 있다. 그러나 기존의 머리가 있는 라인과 잘 맞물리지 못하고 조금이라도 작게 제작되어지면 가발을 착용하였음에도 불구하고 M자 탈모가 진행된 것 처럼 보일 수 있기 때문에 이 경우 가장 중요한 작업은 탈모부위와 기존의 머리가 있는 라인의 경계를 최대한 줄이는 것이 중요하다.

예를 들어 이마 라인의 탈모 범위가 너무 넓은 사람은 정확한 U자 모양의 프론트 라인이 형성되는 것이 아닌 U자 라인을 만들고자 의도했어도 넓은 탈모 범위로 인하여 둥근 라인이 형성된다는 것이다. 때문에 지나치게 U자 형성을 만들려고 하다 보면 프론트 라인을 좁히게 되고 그러다 보면 탈모 범위 보다 작게 연결되어 가발 착용 후 약간의 M자 탈모 같은 느낌을 주는 것이다. 그러므로 프론트 라인의 탈모 범위가 넓은 사람의 경우 지나치게 U자 라인의 형성에 욕심을 내지 말도록 한다.

3) M자 이마라인

사람들의 경우 대부분 약간의 M자 라인을 형성하고 있는 헤어라인을 생각한다면 어찌보면 가장 적합한 방법처럼 보이지만 사실은 가장 위험한 방식이기도하다. 가발의 특성상 우레탄이나 실리콘을 이용하여 만든 스킨이나 망에 머리카락을 너팅하여 심는 것이 가발이라고 본다면 사람의 머리처럼 자연스러운 라인을 형성하기 힘들뿐더러 잔머리 처리를 효과적으로 할 수 없는 가발의 단점상 인위적으로 보여질 수 있기 때문이다. 이런 경우 머리카락을 들어 올리는 스타일을 한다면 각아지른듯 한 M자 형성이 오히려 인위적인 느낌을 강조하기에 너팅의 상당한 노하우가 필요한 라인이라 볼 수 있다.

그러나 올백 스타일이 아닌 그저 자연스럽게 흘러 내리는듯 한 스타일을 원한다면 한번 쯤 도전해볼 만하다.

또한 테입식의 경우라면 탈모 범위만큼의 제모만이 필요하기에 가발의 크기도 정확하게 탈모범위 만큼만의 사이즈를 제작하면 되겠지만 고정식의 경우 탈모 범위 보다는 살짝 크게 하여 건강한 머리쪽에서 고정할 수 있도록 유도하는 것이 추후의 탈모를 방지할 수 있다. 클립식의 경우는 탈모범위를 완전히 벗어난 건강한 모발 쪽으로 클립이 갈수 있게 가발의 사이즈도 가장 크게 제작하는 것이 일반적이다. 그래야만 약한 모발에 클립이 안착되면서 발생할 수 있는 견인성 탈모를 조금이나마 예방할 수 있다는 것을 잊지 말도록 한다.

예를 들면 테입식→고정식→클립식과 같은 방식으로 가발은 탈모 범위 보다 커지는 것이다.

4) 패턴

고객의 이마라인이 정해지고 탈모 범위와 착용방식이 정해졌다면 고객의 두상을 정확하게 틀을 만드는 것을 패턴이라 한다. 패턴을 얼마만큼 두상에 일치하게 만들었는가에 따라 착용감이 달라진다는 것을 명심하여 패턴작업을 할 때는 최대한 고객의 두상에 밀착시키는 것이 중요하다.

또한 패턴작업을 할 때 고객의 머리가 움직이면 기존에 잡아놓았던 이마라인이 무너지고 두상과 패턴과의 밀착도가 달라져 결과적으로 의도했던 가발과는 전혀 다른 가발이 만들어질 수 있기에 패턴작업시에는 고객의 협조도 중요하다는 것을 잊지 말고 인식시키도록 한다.

우선 이마라인의 경계는 대부분 고객의 양쪽 눈썹선에서 남자 손가락으로 세마디반 여자 손가락으로는 네마디 정도의 높이가(대략 6~7cm) 적당하다, 그러나 고객의 눈높이에 따라 라인이 받아들여지는 의미가 다르므로 처음 이마라인을 선정했다면 손으로 라인을 형성하여 고객의 눈에 어색하지 않은지 확인한다. 고객의 눈에 너무 부담스러운 위치에 선정되었다면 반드시 조정해 주어야 한다.

※ 패턴라인 만들기

• 준비물= 공업용랩 (또는 투명비닐), 수성펜, 투명테이프, 가위

1) 이마의 라인이 형성될 위치를 결정한다. 너무 높거나 낮지 않게 착용자의 눈에 어색하지 않아야 한다. (수성펜을 이용하여 이마의 라인이 형성된 곳에 미리 점을 찍고 그 점들끼리 연결하면 된다.)
이과정에서 반드시 이마라인이 끝나는 양쪽의 높낮이를 맞추어야 한다.

2) 가발의 가장자리가 될 부분을 결정하여 점을 찍어 준다.
테입식→고정식→클립식 순서로 가발의 크기는 탈모 범위에서 건강한 모발 쪽으로 조금식 크게 형성해 준다. 이 말은 가발의 크기도 조금씩 커진다는 것을 의미한다.

3) 미리 찍어둔 점들의 좌, 우, 상, 하의 높이와 균형이 맞는지 손가락 끝을 대보아 확인해 준다. 반드시 좌, 우, 상, 하 균형을 맞추어야 한다.

4) 3번의 과정이 끝나면 미리 찍은 점들을 서로 연결한다. 한번 더 좌, 우, 상, 하 균형을 체크한다.

5) 프론트의 스킨이 들어갈 부분과 패치가 될 부분을 구분하여 준다. 미아쪽의 스킨이 들어갈 라인은 너무 인위적이지 않도록 디자인해주고 패치가 들어갈 부분은 대부분 2~3cm정도의 넓이가 대중적이지만 클립식의 경우 패치라인을 좁게 형성할 수도 있으며, 아니면 패치 부분 없이 그냥 망만을 2~3번 접어서 만들기도 한다. 클립식의 경우 패치 부분을 생략하고 망만으로 만들면 훨씬 가벼운 착용감이 생긴다.

6) 가르마를 만들것이면 좌, 우의 위치를 결정해 준다.

가르마의 경우 대부분 들어갈 위치쪽의 눈썹 산이 시작되는 부분의 좌우 1cm 정도의 위치에서 눈썹 끝부분 까지의 대략 3~4cm 정도 시작되고 위쪽으로 올라가면서 서서히 사선의 형태를 이루도록 한다. 또한 위족으로 올라 갈수록 살짝 넓어지는 것이 좋은데 시작점보다 1cm 정도 이상 넓어지지 않도록 한다.

7) 가르마의 끝나는 부분의 끝쪽에 가마가 형성 될수 있도록 표시해 준다.

8) 클립식의 착용자라면 클립이 들어갈 위치를 결정해 준다.
클립의 위치는 좌우 균형이 맞도록 선정하고 크기에 따라 3~5개 가지의 클립이 들어갈수 있다. 클립과 클립 사이의 간격이 적당하도록 유지하고 착용자가 불안한 심리를 갖지 않도록 하는것이 좋다. 가능한 단단히 고정되어진다는 느낌을 주기 위해 클립의 들어갈 수를 결정하는 것이다.

고객의 눈에 어색하지 않고 너무 높거나 낮지 않게 적정하게 라인이 형성되었다면 앞서 말한 것 처럼 테입식인지 고정식인지 아니면 클립식인지에 따라 패치의 라인을 결정한다.

패치의 라인을 결정할 땐 우선 점을 찍어 놓은 형태로 양쪽의 좌우 대칭과 위아래의 대칭을 손가락으로 확인한 뒤 가르마의 위치와 형태 그리고 가마의 위치를 확인해 준다.

가르마의 경우 좌측으로 할 것인지 우측으로 할 것인지 결정했다면 프론트 부분에서의 가르마 시작점은 가르마가 위치할 방향의 눈썹산 정도의 위치에서 시작해 약간의 사선으로 형성되고 가마는 가르마가 끝나는 지점에 위치하도록 해준다. 그래야만 너팅을 할 때 모류의 방향이 서로 들쑥날쑥 엉키는 것을 방지할 수 있다.

또한 클립식의 경우라면 클립이 들어갈 위치도 선정해 주어야 한다.

고객의 두상을 만드는 패턴작업에는 두가지의 종류가 있는데 밀착력이 높은 비닐이나 랩을 이용하여 테이핑하는 과정과 열로 녹인 시트를 이용하여 두상의 형태를 뜨는 두가지의 방법이 가장 보편화 되어있다.

※ 테이핑 방법

테이핑이란 이미 만들어 놓은 선들을 이용하여 가발의 크기 들어갈 가발이 두상에 안착될 위치를 고정시켜 주는 것이다. 그러므로 꼼꼼한 테이핑이야 말로 고객의 정확한 두상을 만들 수 있는 것이므로 꼼꼼하게 해주어야 한다.

이미 만들어진 선들이 테이핑 하는 사람에 의해 지워지지 않도록 우선 어느 방향으로는 전체적으로 한번씩 해주어 스케치 해 놓은 선들이 망가지지 않도록 한다. 그다음 가로, 세로, 좌측 사선, 우측 사선 등의 순서대로 한번씩 테이핑하는데 테이핑이 어느 한쪽으로 쏠리지 않고 균등하게 들어갈 수 있도록 해주고 이 과정이 끝나면 다시 한번 반복해 적어도 5~6회 정도 테이핑이 서로 겹치도록 해준다. 단단하게 테이핑할수록 시간이 흐른 뒤 패턴이 안쪽으로 구겨지거나 변형이 오는 것을 막을 수 있다.

그러나 테이핑하는 과정이 너무 길면 고객은 그만큼 힘겨워진다. 그러므로 테이핑은 신속하고 정확하게 하여야 하므로 많은 연습이 필요하다. 또한 테이핑할 때는 테입이 최대한 구겨지지 않고 바르게 펴질수 있도록 연습하자. 테입이 구겨지는 것이 많으면 나중에 패턴이 들쑥날쑥해 보일 수 있다.

※ 패턴시트를 이용한 방법

패턴시트지를 이용한 패턴 작업의 경우 일단 테이핑을 이용하여 패턴 작업을 하는 시간보다 시간적인 면에서나 정확도가 훨씬 유리하다. 그러나 고가인 도구들로 인하여 부분 가발 보다는 전체 가발의 패턴에 주로 사용되어지고 있다.

패턴시트를 이용할 경우 열을 이용하기 때문에 실수하면 고객이 화상을 입을수도 있으므로 많은 주의를 요한다. 또한 한번 열이 가해진 패턴은 두 번 사용할수 없기 때문에 한번에 신속하고 정확하게 해주어야 한다.

1) 고객의 두상에 얇은 패턴 보호용 망을 씌워 머리카락을 완전히 망속에 넣어 준다. 망 속으로 들어간 머리는 울퉁불퉁 하지 않게 고르게 두피에 밀착시켜준다. 그래야 두상에 가장 근접하게 패턴시트가 안착된다.

2) 틀에 패턴시트지를 대고 이마라인을 표시해 준다. 그렇지 않으면 어느쪽이 프론트 쪽인지 나중에 분간이 어렵다.

3) 히팅건(공업용 드라이)을 이용하여 패턴시트가 투명해질때 까지 고르게 열을 가해준다. 고르게 열이 가해지지 않으면 나중에 어느 한쪽은 얇아질 수 있고 어느 한쪽은 두꺼워지는 현상이 생길 수 있다.

4) 3번의 과정이 끝나고 패턴시트가 고르게 투명해졌다면 너무 뜨거운 열을 살짝 식혀 준다. 이때 적당한 열은 시술자의 손등에 대어 보아 너무 뜨거운 느낌이 없는 정도면 적당하다.

5) 톱 부분부터 시작하여 천천히 그러나 좌우의 힘과 균형은 정확히 유지하여 천천히 아래로 내려준다. 좌우의 힘의 균형과 내려가는 속도가 일치하는 것이 중요하다.

6) 부분가발의 경우 귀 부분까지 전두가발의 경우 목부분까지 내려준다.

7) 6번의 과정이 끝나면 패턴시트지의 열이 식을때 까지 기다린다. 그러나 시간이 너무 오래 걸리면 고객은 뜨거움을 느낄 수 있으므로 드라이의 찬바람을 아래쪽에서 쐬어 주거나 찬 물수건을 올려 주어 열이 빨리 식을 수 있게 도와준다.

8) 7번의 과정이 끝나고 열이 완전히 식었으면 패턴시트가 망가지지 않게 조심히 위로 들어올려 두상에서 분리해주고 틀에서 시트지를 분리해서 원하는 크기만큼 가위로 잘라준다. 탈모범위보다는 조금 크게 잘라주는 것이 좋다.

9) 자른 패턴 시트를 다시 두상에 올려 놓고 패턴 라인을 형성한다. 가발의 모양을 결정하는 패턴라인을 만들었으면 수성펜이 지워지지 않도록 주위에 테이핑을 한겹 대어주어 선이 지워지지 않도록 해주는 것도 좋다.

④ 가발 관리법

1) 가발 세척법

올바른 샴푸 방법을 사용하지 않으면 가발의 수명을 단축시킬 수 있으므로 올바른 세척이 필요하다.

① 세면대에 1/3 정도의 물을 받아 샴푸를 1~2회 펌프해 손으로 흔들어 충분히 거품을 낸다.

② 가발의 머리카락이 아래쪽으로 향하게 해 샴푸가 풀린 물에 가발을 넣어준다. (스타일링 제품을 많이 사용했다면 2~5분 정도 담궈준다.)

③ 가발을 살짝 눌러주거나 조물조물 만져 먼지 등의 이물질이 제거될 수 있도록 해준다.

④ 엉킴을 풀어주기 위해 거품이 충분히 있는 상태에서 쿠션블러시를 이용해 머리카락 끝부터 시작해 너팅된 부분이 있는 망까지 최대한 엉킴을 제거해준다. (엉킴을 제대로 풀어 주지 않으면 모발이 손상되고 끊어져 수명을 단축시킬 수 있다.)

⑤ 흐르는 물을 이용하여 충분히 헹구어 준 다음 린스도 같은 방법으로 해주고 미처 풀리지 않은 엉킴이 있으면 린스한 상태에서 완전히 엉킴을 제거해준다.

⑥ 린스는 흐르는 물에 한번 정도만 헹구어 주고 스탠드에 타올을 깔고 그 위에 샴푸한 가발을 얹어 타올을 눌러주어 물기를 제거해 준다.

⑦ 물기를 제거한 상태에서 빗질해 자연건조시켜도 되며 착용한 상태에서 드라이 손질을 해도 된다.

2) 가발 드라이 법

가발을 바로 착용하지 않을거라면 자연스러운 빗질로 모류의 방향만 잡아주고 자연건조시키는 것이 좋다. 가발은 가능하면 열을 적게 받는 것이 손상을 줄일 수 있는 방법이기 때문이다.

또한 드라이어를 사용해야 한다면 뜨거운 바람보다는 시원한 바람을 이용해 드라이하고 모류의 방향을 잡아준다. 스타일링을 위한 드라이를 한다면 약한 열로 마무리해 스타일을 만들도록 한다.

※ 가발 보관법

오랜 기간 동안 사용하지 않는 가발은 깨끗하게 샴푸하여 잘 말린 후 스탠드에 올려 먼지를 막을 수 있도록 상자에 보관하는 것이 좋다. 또한 스탠드를 사용하지 않을 경우 플라스틱 등을 이용하여 가발이 구겨지는 것을 방지하고 망을 씌워 가발이 흐트러지는 것을 방지해야 한다. 또한 보관할 때 직사광선을 받지 않는 그늘진 곳에 보관하는 것이 좋다.

◇ 주요 가발업체 리스트

상호 및 홈페이지	주소		연락처
하이모 www.himo.co.kr	서울 서초구 서초동 1354-5 한화손해보험 3층		1588-5858 080-558-5858
밀란 www.milan.co.kr	서울 서초구 서초동 1457-1 송림빌딩 3층		1588-9366
시스템엘르 www.systemelle.com	서울 서초구 반포동 722-21 서영J-타워 12층		1688-9890
이에이치플러스	서울 서초구 서초동 1355-17 서초디오빌 1206호		02-523-9909
마이모 www.myhairmo.com	서울 중랑구 상봉동 113-30 남양빌딩		1544-5849 080-435-5858
에이모 www.ahairmo.co.kr	서울 은평구 수색동 370-1 2층		02-302-1989
모티스	서울 마포구 동교동 161-13 3층		02-302-1989
위그피아 www.wigpia.co.kr	서울 송파구 신천동 7-18 잠실롯데캐슬골드 804호		02-2143-0167
굿모닝심는 가발 www.gmgabal.com	서울 노원구 상계동 763-6 인천빌딩 503호		02-930-4766
모생가발공학연구센터 www.msgabal.com	서울 서초구 방배동 951-19 현진빌딩 3층		1588-6364
박미경가모클리닉 www.freehair.co.kr	부산 연제구 연산5동 1123-21 혜성빌딩 10층		1544-0843
사랑모아	서울 도봉구 창 5동 338신원리베베르텔 6층 614호		080-755-5500
여성전용가발 발란 www.vallan.co.kr	서울 강남구 신사동 660-8한양상가 1층 101호		02-867-1615
다모	서울 강남구 역삼동 707-38 테헤란오피스텔 708호		02-501-8942
오즈가발 www.가발제작.com	서울 성동구 송정동 79-2 2층		080-461-5858
김찬월가발 www.myhair.co.kr	대구시 수성구 범어2동 178-2 유한양행 6층		053-744-4343
천우가발 www.cwhair.com	서울 강동구 천호3동 449-49 힐탑프라자 1520호		080-055-5115
새모가발 www.mobaldoctor.co.kr	대구시 중구 남산4동 2958-18 3층		053-253-5858
퍼슨가발 www.personhair.co.kr	서울 관악구 신림8동 166-50 202호		02-851-1190
나이스모 www.nicemo.co.kr	서울 강남구 논현동 58-2 마일스디오빌 2층		080-900-9876
서울특수가발	대전시 중구 정동 26 대전역 대한통운 앞		080-222-6668

상호 및 홈페이지	주 소	연락처
서울가발박사 www.sgabal.com	서울 영등포구 영등포 역 앞	080-490-9999
신화헤어메니지먼트 www.shinhwahair.com	서울 서초구 잠원동 75-19 반포 쇼핑 3동 317호	02-3476-0288/9
스마일가발 www.smilewig.com	부산시 중구 동광공 1가 11-3	051-245-6808
드림가발 www.dreamgabal.com	대전시 서구 갈마동 261-10	080-333-9898
조성호가모센터 www.jomobal.co.kr	대구시 중구 동인동 3가 271-11 대우자동차빌딩 5층	053-421-2727
제이모 www.mumoclinic.com	경기 수원시 팔달구 인계동 994-2 성보빌딩 4층	031-224-0808
현대특수가발제작소 www.hyundaiwig.com	서울 용산구 남영동 86-2	02-797-0077
모빅	부산시 서구 서대신동3가 510	051-255-9330
백작가발	서울 관악구 청룡동 913-1	02-877-2500
최원프리모가발 www.freemo.co.kr	대구시 달서구 성당동 220-17 2층	053-629-8888
모르지 www.morrzi.com	경기도 고양시 일산서구 주엽동 66-1 일송노블레스빌딩 713호	031-915-5875
아르모 www.armo.co.kr	부산시 동래구 온천동 1436-5 3층	051-556-9669
위그랜드	서울 성북구 장위1동 182-19	02-909-5789
플러스모 www.plusmo.co.kr	경기도 부천시 원미구 상동 463 대명그린프라자 4층 402호	032-816-7667
모웰 www.imowell.com	서울 동작구 본동 160 신양빌딩 5층	02-813-3200
센스모 www.sensmo.co.kr	충남 천안시 쌍용동 533-2 대한빌딩 4층	041-579-6868
스칼렛가발 www.e-scarlet.co.kr	서울 강남구 신사동 528 보암빌딩 201호	02-515-2714
권미영모발	인천시 남구 주안동 956-11 석바위사거리 3층	032-441-5040
모제닉 www.mogenic.co.kr	서울 중구 순화동 151 포스코 더샵 A동 16층 1601호	02-3789-7967
서울모발관리센터 www.mzk.co.kr	서울 강남구 성내 1동 539 새한빌딩 202호	02-482-5240
윌슨클리닉 www.wwelson.com	서울 광진구 자양동 507-6번지 이론타원리버 II 상가 2층 202호	02-3437-0206

◇ 주요 가발업체 리스트

상호 및 홈페이지	주소	연락처
크라운가발 www.crownwig.com	서울 종로구 종로5가 141-1	02-763-4502
탑위그 www.topwig.co.kr	서울 송파구 석촌동 290-7 호정빌딩 402호	02-512-9988 070-7692-2611
여성뷰티크 패션가발	서울 종로구 누하동 217	02-730-0708
김종길 가발	경기도 부천시 원미구 심곡동 368-26	032-612-8301
박 가발	충북 청주시 흥덕구 북대2동	043-236-1333
스카이모 www.skymo.co.kr	인천 남구 주안5동 24-24 진도로르빌딩 2층 208호	032-867-4300 080-427-3200
스타일랩	경기도 고양시 일산동구 백석동 1323번지 동문굿모닝타워1차 1013호	031-907-5780
아다모	서울 송파구 석촌동 182번지 도림빌딩 3층	02-420-3840
어울모 가발	경기도 고양시 일산동구 마두동 841-5	031-904-8163
P&K가발박사	울산시 남구 달동 645-28번지 매직가발3층	052-258-5829
가발매니아 www.gabalmania.com	서울 강서구 양천로 723번지 203호	070-8827-1064
대산프리모 www.daesangabal.co.kr	광주시 남구 주월동 1199-12 라인가든 상가 2층	062-673-5858
그랜드가발 www.grandmo.com	충북 제천시 고암동 1168-8 진성헤어솔루션	043-648-4805

〈자료제공 : 국제두피가발전문가연합〉

미용계 가발제품 대명사
크라운가발

'크라운가발'은 미용계 가발 제품의 대명사다.

256개의 학원과 240여개의 미용대학에서 크라운가발을 사용한다. 익스텐션과 작품 가발을 중심으로 미용계 가발시장에서 절대적인 점유율을 자랑한다.

이는 오랜 기간 무료 교육과 세미나를 통해 적극적으로 가발 기술을 전파하고 미용인들과의 절대적인 신뢰를 쌓아오며 만들어진 공든탑이다.

품질, 가격, 신뢰를 경영철학으로 36년간 가발의 외길을 걸어

온 것은 미용인이 크라운가발을 변함없이 신뢰하는 이유이다.

크라운가발은 대한미용사회중앙회와 CACF 등 미용관련 단체를 통해 미용실과 직거래하면서 품질을 직접 인정받고 브랜드 가치를 함께 높였다. CACF의 경우 25년간 지속적으로 협찬해오는 진기록을 쓰고 있으며, 미용인들에게 인정받은 크라운가발의 시장 점유율은 70%를 훌쩍 넘어섰다.

크라운가발의 핵심은 교육에 있다. 크라운가발 종로 사옥 2층에 마련된 교육장을 통해 유영호 대표는 20여년 이상 무료 교육을 진행했으며 이대, 숙대, 경북대, 영남대, 거창전문대 등 전국 미용관련 대학 교육과정 및 각종 행사 세미나를 통해 직접 가발 신기술 및 연출법을 교육했다.

연구소를 운영하며 미용인들과 함께 새로운 작품 연출법을 개발하는 등 미용기술과 가발의 새로운 트렌드 개발에 적극적으로 나섰다. 이는 고객 확보는 물론 곧 미용인들의 작품 세계를 확장시켜준 것으로 의의를 더했다.

크라운가발은 끊임없이 신제품 개발에도 나서고 있다. 가발전문 업체만도 33곳에 납품하는 만큼 가발의 트렌드를 만들어가는 것은 필수적이기 때문이다. 최근 외부 업체들의 질 낮은 카피 제품이 남발하며 문제를 일으키기도 했다. 크라운가발은 2007년부터 특허출원 작업에 돌입했다. 오랜 기간 보유해온 자체 기술이 무분별하게 카피되고 있는 현실을 막기 위해서다. 현재 익스텐션 분야에서는 링고리와 디스코, 웨딩헤어 등 3개의 가발 특허를 갖췄다.

유영호 대표는 "가발의 생명은 빠지지 않는 것"이라며 "크라운가발은 결코 빠지지 않는다"고 자신있게 설명한다.

최근 크라운가발이 선보이고 특허출원중인 '매직링'의 경우, 기존의 실리콘 제품이 직접 고객의 모발에 연결해 압력을 가해야 하는 불편함을 획기적으로 개선한 제품이다. 가발에 이미 부착된 링고리를 이용해 모발에 직접적인 압력이 가해지지 않고 링고리를 별도로 연결하는 번거로운 작업을 없앤것이다.

크라운가발 유영호 대표는 "43년간 가발과 함께하며 지켜온 원칙은 변함없다. 제일 좋은 제품을 제일 싸게 누구에게나 같은 가격으로, 최고의 신용과 신뢰로 공급하는 것이다. 36년 역사의 크라운가발은 미용인들의 작품에 대한 열정으로 함께해 왔다. 가발의 패션화 시대, 미래 가발시장 역시 크라운 가발이 미용인들과 함께 열어갈 것이다"고 밝혔다.

크라운가발의 여성 전용 부분 가발

● 가르마 인모 부분가발

  – 규격 : 16X13.5cm

  – 상품재질 : 100%인모/
육각망

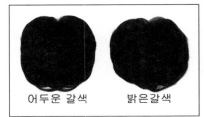

어두운 갈색　　밝은갈색

  –제품 특징 : 인모 100%
로 수작업으로 제작된 가발이다. 똑딱이 핀을 사용해 착용한다. 구입 후 커트, 파마, 염색 등 별도의 미용시술이 필요하며, 색상은 어두운 갈색과 갈색 두 가지이다.

● 보톡스 부분 가발

  – 규격 : 11X11cm

  – 상품재질 : 100%인모

  – 제품 특징 : 인모 100%
로 수작업으로 제작된 부분

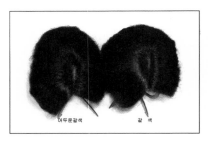

어두운갈색　　갈 색

가발이다. 자연스러운 세팅처리가 되어 있어 구입 후 바로 착용할 수 있으며, 자연스러운 연출이 가능하다. 똑딱이 핀을 사용해 착용한다. 색상은 어두운 갈색과 밝은 갈색 두가지이다.

www.crownwig.com

<부록 >

탈모 관련 주요 온라인 카페

• 네이버 이마반	cafe.naver.com/imaban
• 회원수	89,746명 (2011. 4 기준)
• 키워드	탈모치료 및 예방/여성탈모/원형탈모/모발이식/탈모 샴 푸 탈모샴푸/두피관리/지원치료 이벤트 제공, 제품 공동 구매, 남성/여성/지루성 탈모/ 관련 정보 및 후기 공유
• 특징	민간요법, 음식, 제품, 모발 이식, 병원, 두피관리실, 가 발 등의 카테고리로 나눠 질문, 후기 및 정보, 치료 전후 사진으로 정보 공유 탈모 부위 사진을 올리고 자신의 생활 습관 등을 함께 기 록(ex 사용 중인 모발 관리 제품)하면 제품의 효과와 탈 모 상태에 따라 회원들이 코멘트 해줌 우리카페 주치의를 통해 맨앤네이처 강장석 원장, 세븐 레마 이상욱 원장과 함께 직접 상담 카페 지원 치료 이벤트를 진행하고 제품별 테스터를 진행

• 네이버 모모 상담실	cafe.naver.com/hairdoc
• 회원수	17,927명 (2011. 4 기준)
• 키워드	탈모/탈모치료/모발이식/남성탈모/약물치료/넓은이마/ 헤어라인/모발이식비용/눈썹이식/모발이식병원
• 특징	기본적인 탈모 상식을 공유 모발 이식으로 특화 시술 전후 사진 및 후기, 관련 이벤트

• 다음 쑥대머리	cafe.daum.net/5p8282
• 회원수	95,330명 (2011. 4 기준)
• 키워드	탈모, 대머리, 탈모치료, 탈모예방, 탈모방지, 가발, 모발 이식, 여성탈모, 지루성두피
• 특징	탈모에 따른 헤어스타일 추천

- 다음 삼탈모   cafe.daum.net/talmo119
- 회원수   96,346명 (2011. 4 기준)
- 키워드   탈모, 대머리, 모발이식, 탈모치료, 탈모예방, 발모, 탈모
                   방지, 여성탈모, 가발, 머리숱
- 특징   탈모 초기 증상을 겪는 20~30대 젊은 탈모인 모임
                   탈모 치료 10년차 주인장의 치료 노하우 전수
                   각종 동영상 정보 보유

- 다음 초탈모   cafe.daum.net/mandol25
- 회원수   57,804명 (2011. 4 기준)
- 키워드   탈모, 탈모예방, 모발이식, 탈모치료, 탈모방지, 머리숱,
                   지루성두피, 두피관리, 천연샴푸
- 특징   초기 탈모인을 위한 카페
                   탈모에 대해 인터넷상 잘못된 정보와 과장된 광고의 피해를
                   막기 위한 정보 공유

- 다음 머리나라   cafe.daum.net/kimgurae
- 회원수   24,015명 (2011. 4 기준)
- 키워드   탈모에 좋은음식, 두피지루성 피부염, 두피관리, 마이녹실,
                   발모제, 대다모, 비듬샴푸
- 특징   모발의 생장 주기, 상식, 탈모 원인, 자연 치유법에 대한
                   정보 공유

- 다음 대탈모   cafe.daum.net/kumhon
- 회원수   18,123명 (2011. 4 기준)
- 키워드   모작탈모관리센터, 여성탈모남성탈모, 모발이식대탈모,

탈모관리, 탈모정수리탈모

- 특징　　　　모발이식 없이 100% 탈모해결한 사람들의 사례 공유

- 다음 대사모　cafe.daum.net/baldhead
- 회원수　　　14,933명 (2011. 4 기준)
- 키워드　　　탈모, 가발, 탈모치료, 유전형탈모, 여성탈모, 모발이식,
　　　　　　　탈모방지, 원형탈모, 대사모
- 특징　　　　모발이식전문의 신동필 박사, 한의사 이문원 박사,
　　　　　　　탈모 클리닉, 가발 전문가 상담

◇ 참고문헌 ◇

	책 명	지은이	출판사	출판년도
1	두피 & 탈모관리학	조성일	리그라인	2004년
2	탈모증 다스리는 한방	김재섭	한방미디어	2001년
3	희망이라는 이름의 탈모치료를 위하여	이문원	동재	2010년
4	두피모발 관리사 3급	한국두피모발관리사협회	크라운출판사	2007년
5	의약품안전사용 매뉴얼④ 발모제	식약청		2010년
6	毛자라는 탈모책	이은미 외	웅진지식하우스	2006년

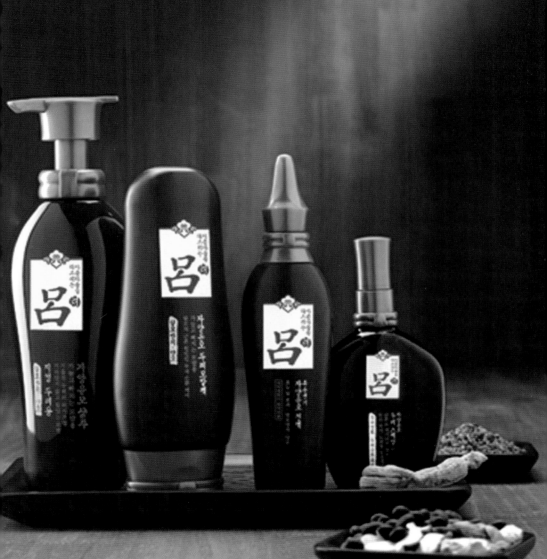

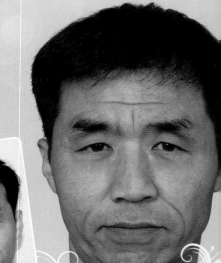
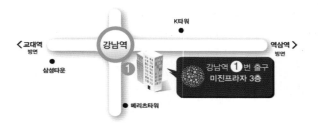

현대약품(주)

먹는 탈모증 치료제 마이녹실에스 캅셀

- 비호르몬 성분
- 확산성탈모
- 남녀 누구나 간편한복용

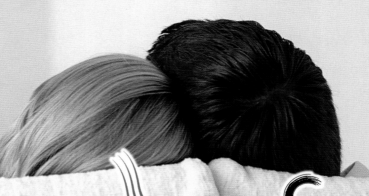

'스마트폰 어플로 스캔해 보세요'

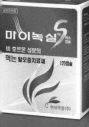
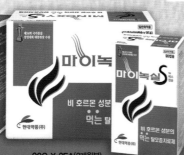

마이녹실 S™ 에스 캡슐

- 120C(40일분)
- 90C X 2EA(2개월분)

【효능·효과】
1. 손상된 모발, 감염성이 아닌 손톱의 발육 부진
2. 확산성 탈모의 완화

【용법·용량】
성인 : 1회 1캅셀, 1일 3회/소아 : 1회 1캅셀, 1일 1-2회

마이녹실S 캡슐의 작용기전

모발을 성장시키고 건강하게 관리하기 위해서는 모발의 근원이 되는 모근 부분에 원활히 영양을 공급하는 것이 매우 중요합니다.

마이녹실 S캡슐은 모발의 성장에 필수적인 영양소인 케라틴, L-시스틴 약용 호모 등 6가지 성분을 효과적으로 공급하여 탈모증을 완화하고 건강한 모발로 가꾸어 드립니다.

제품문의 080-024-5525, 02-2600-3884

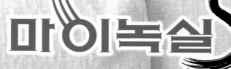

부작용이 있을 수 있으니 첨부된 '사용상의 주의사항'을 잘 읽고, 의사·약사와 상의하십시오.

" 세븐에이트로
마음까지 젊어지세요 "

냄새없이 간편한 웰빙 염모제, 세븐에이트

세븐에이트는 취향에 따라 스타일에 맞게, 건강하고
자연스러운 헤어스타일로 생활에 활력과 자신감을 더해 드립니다.

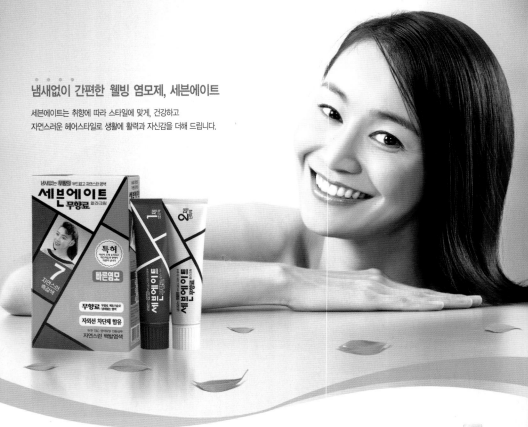

빨라서 좋고, 간편해서 좋고! 세븐에이트는 자연스러운 스타일 연출로 잃어버린 자신감까지 찾아 드립니다

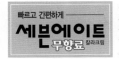

스타일에 맞게 골라 쓰세요! 빠르고 간편해서 좋고, 냄새까지 없으니까 염색이 즐거워 집니다
세븐에이트 무향료 칼라크림 : 7~8분 만에 OK! 무향료 제조기술로 냄새걱정 없이 편안하게 염색하세요
세븐에이트 흑채 커버스프레이 : 머리 숱이 적거나 탈모커버를 위한 스프레이 타입의 순간 증모제입니다
세븐에이트 헤어 마스카라 : 신경 쓰이는 새치머리를 감쪽같이! V자형 브러쉬로 흘러 내릴 걱정 없습니다

[무향료 칼라크림] [흑채] [헤어 마스카라]

• 소비자상담실 : 080-547-3571   • 온라인 구매 : www.dseshop.co.kr

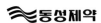
동성제약